G. E. Lang (Hrsg.)

Photodynamische Therapie in der Augenheilkunde

– Verschiedene Indikationen

G. E. Lang (Hrsg.)

Photodynamische Therapie in der Augenheilkunde – Verschiedene Indikationen

Mit 77 Abbildungen und 2 Tabellen

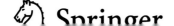 Springer

Professor Dr. med. Gabriele E. Lang
Augenklinik
Universitätsklinikum Ulm
Prittwitzstraße 43
89075 Ulm
gabriele.lang@uniklinik-ulm.de

ISBN 978-3-540-70505-5 Springer Medizin Verlag Heidelberg

Bibliografische Information der Deutschen Nationalbibliothek
Die Deutsche Nationalbibliothek verzeichnet diese Publikation in der Deutschen Nationalbibliografie;
detaillierte bibliografische Daten sind im Internet über http://dnb.d-nb.de abrufbar.

Springer Medizin Verlag
springer.de
© Springer Medizin Verlag Heidelberg 2008
Printed in Germany

Planung: Hanna Hensler-Fritton, Heidelberg
Projektmanagement: Ulrike Dächert, Heidelberg
Copy-Editing: Hilger Verlagsservice, Heidelberg
Layout und Umschlaggestaltung: deblik Berlin
Satz: TypoStudio Tobias Schaedla, Heidelberg

SPIN 12325009

Gedruckt auf säurefreiem Papier   18/5135/wd   5 4 3 2 1 0

Vorwort

Die photodynamische Therapie (PDT) mit Verteporfin wird in der Augenheilkunde seit dem Jahr 2000 angewandt. Sie hat sich bewährt in der Therapie der altersbezogenen Makuladegeneration und der pathologischen Myopie. Sie ist ein sicheres und erfolgreiches Verfahren zur Behandlung choroidaler Neovaskularisationen.

Die PDT wird jedoch auch zunehmend bei anderen Netzhauterkrankungen angewandt, die mit choroidalen Neovaskularisationen (CNV) einhergehen oder bei okulären Tumoren. Da diese Erkrankungen aber insgesamt so selten sind, dass es nicht zu einer Durchführung von Zulassungsstudien kommt, sollen seltene Indikationen zur PDT in diesem Buch dargestellt werden.

Besonders gute Erfahrungen liegen bei der Behandlung der idiopathischen CNV oder bei CNV nach entzündlichen Netzhauterkrankungen vor. Des Weiteren können choroidale Hämangiome und verschiedene andere Tumore mit der PDT behandelt werden. Auch die Chorioretinopathia centralis serosa kann mit der PDT therapiert werden.

Dieses Buch liefert einen Überblick über die wichtigsten Indikationen außerhalb der Zulassung der PDT und gibt Hinweise über Besonderheiten bei deren Therapie. Es werden Daten von verfügbaren Studien dargestellt, insbesondere im Hinblick auf die Durchführung der Behandlung und die Therapieergebnisse.

Gabriele E. Lang
Ulm, 2008

Inhaltsverzeichnis

Autorenverzeichnis

Prof. Dr. med Norbert Bornfeld
Universitätsklinikum Essen
Zentrum für Augenheilkunde
Hufelandstr. 55
45122 Essen

Prof. Dr. med. Bertil Damato
St Pauls Eye Unit
Royal Liverpool University Hospital
Prescot Street
Liverpool, L7 8XP
Großbritannien

Priv.-Doz. Dr. med. Heinrich Heimann
St Pauls Eye Unit
Royal Liverpool University Hospital
Prescot Street
Liverpool, L7 8XP
Großbritannien
heinrich.heimann@gmail.com

Priv.-Doz. Dr. med. Bernhard Jurklies
Universitätsklinikum Essen
Zentrum für Augenheilkunde
Hufelandstr. 55
45122 Essen

Prof. Dr. med. Gabriele E. Lang
Augenklinik
Universitätsklinikum Ulm
Prittwitzstraße 43
89075 Ulm
gabriele.lang@uniklinik-ulm.de

Prof. Dr. med. Stefan Mennel
Augenklinik
Philipps Universität Marburg
Robert-Koch-Straße 4
35037 Marburg
stefan.mennel@lycos.com

Prof. Dr. med. Carsten H. Meyer
Augenklinik
Universität Bonn
Ernst-Abbe-Straße 2
53127 Bonn
Meyer_eye@yahoo.com

Dr. med. Georg Spital
Augenpraxis am St. Franziskus-Hospital
Hohenzollernring 74
48145 Münster
gspital@arcor.de

Priv.-Doz. Dr. med. Joachim Wachtlin
Chefarzt der Augenabteilung am
Sankt Gertrauden Krankenhaus
Paretzer Straße 12
10713 Berlin Wilmersdorf
joachim.wachtlin@sankt-gertrauden.de

Photodynamische Therapie in der Augenheilkunde

G.E. Lang

Therapeutische Anwendungen der PDT

Trotz zahlreicher Fortschritte in der Diagnostik und Therapie gibt es Erkrankungen, für die keine guten Therapiekonzepte bestehen, insbesondere da sie selten auftreten. Aufgrund von Ähnlichkeiten in der Pathogenese lassen sich jedoch Behandlungskonzepte von häufigen auf seltene Erkrankungen übertragen. Dies gilt auch für Netzhauterkrankungen, die mit choroidalen Neovaskularisationen einhergehen oder vasoproliferative Tumoren der Netzhaut und Aderhaut. Eine Therapiemöglichkeit ist die photodynamische Therapie (PDT) mit Verteporfin. Damit lassen sich sowohl destruktiv und invasiv wachsende neovaskuläre Gefäße als auch Tumorgefäße symptomatisch behandeln.

Behandlungsprinzip

Die pathologischen Gefäße sind die therapeutische Zielstruktur der PDT. Das Prinzip der Behandlung besteht in der Inaktivierung von Neovaskularisationen und Tumorgefäßen, um damit das Gefäßwachstum und die Extravasation von Flüssigkeit in die Netzhaut zu verhindern.

Die photodynamische Therapie (PDT) wurde ursprünglich entwickelt zur Therapie von Tumoren. Die PDT ist seit 9 Jahren in der Augenheilkunde etabliert. Sie wurde 1999 in der Schweiz und 2000 in USA, Kanada und Europa zugelassen. Der intravenös applizierte, lichtaktivierbare Farbstoff reichert sich in den pathologischen Gefäßen an. Nach Bestrahlung mit einem Laser bestimmter Wellenlänge kommt es in dem bestrahlten Areal zu einem umschriebenen Gefäßschaden mit Inaktivierung der pathologisch durchlässigen Gefäße.

Zugelassene Indikationen der PDT

Die PDT mit Verteporfin ist in Deutschland zugelassen für altersbezogene Makuladegeneration mit klassischer oder überwiegend klassischer subfovealer Neovaskularisation und sekundäre choroidale Neovaskularisation bei pathologischer Myopie. Die PDT kann aber auch außerhalb der zugelassenen

Indikationen angewandt werden, z. B. bei anderen neovaskulären Erkrankungen der Netzhaut und Aderhaut.

Wirkungsweise der PDT mit Verteporfin

Für die PDT in der Augenheilkunde wird der Photosensibilisator Verteporfin (Visudyne®, Novartis Ophthalmics, Nürnberg) verwandt. Verteporfin ist ein photosensibilisierender Farbstoff der zweiten Generation und das erste Medikament, das in der Augenheilkunde die Zulassung für die Behandlung der neovaskulären AMD und später für die pathologische Myopie erhalten. Verteporfin ist ein Benzoporphyrinderivat in Form eines lyophilisierten Moleküls. Es ist ein sehr potenter Photosensibilisator. Es akkumuliert abhängig von der Konzentration an Lipoproteinen in Gefäßendothelzellen [6]. Die maximale Absorption liegt bei einer langen Wellenlänge, so dass der Laser Blut und Flüssigkeit gut durchdringen kann. Verteporfin besitzt eine Plasmahalbwertszeit von 4–7 Stunden und wird innerhalb von 24–48 Stunden über die Leber metabolisiert und über die Galle ausgeschieden. Nach der Infusion bildet Verteporfin Komplexe mit Low-density-Lipoproteinen (LDL) [6]. Es wird im Plasma zu 90% durch LDL transportiert und reichert sich selektiv in neovaskulären Geweben an, die reich an LDL-Rezeptoren sind, da sie schnell proliferierende Zellen besitzen. Durch die Bestrahlung kommt es zur Bildung von hochreaktiven freien Radikalen und Singulettsauerstoff. Diese reagieren mit den Proteinen und Lipiden in der Zellmembran und durch Oxidation kommt es zur Schädigung der Endothelzellmembran [7].

Mit der PDT wird gezielt das Gefäßendothel der neovaskulären Membran durch eine phototoxische Reaktion geschädigt. Es kommt durch eine Entzündungsreaktion zur Endothelzellschwellung, Okklusion der choroidalen Neovaskularisation und zu einer Aufhebung oder Reduzierung der pathologischen Gefäßleckage. Die PDT führt also zu einer Inaktivierung der neovaskulären Membran [7]. Teilweise kommt es zu einer Thrombosierung in den Gefäßkanälen. Die darüber liegende Netzhaut- und die größeren Aderhautgefäße werden nicht geschädigt. Reparaturmechanismen an den neovaskulären Gefäßen führen zu einer Stabilisierung der Barrierefunktion und damit zu einer Rückbildung der Leckage. Auch das umliegende retinale Gewebe wird nicht geschädigt. Normale Netzhautgefäße haben eine intakte Blut-Netzhaut-Schranke und unterliegen daher keinem phototoxischen Effekt. Der große Vorteil der PDT im Vergleich zu einem thermischen Laser liegt darin, dass es zu einer selektiven Photothrombose in neovaskulären Gefäßen kommt, ohne dass die neurosensorische Netzhaut geschädigt wird [2–5, 7].

Durchführung der PDT

Die PDT stellt ein zweistufiges Behandlungsverfahren dar. Zuerst wird ein photosensibilisierender Farbstoff injiziert und in einem zweiten Schritt der Farbstoff mit einem Laser aktiviert. Der Farbstoff reichert sich selektiv im neovaskulären Gewebe an. Dadurch kann vermieden werden, dass gesundes Gewebe geschädigt wird. Der Farbstoff oder der Laser allein haben keinen therapeutischen Effekt. Das Verfahren ist nur wirksam in Kombination von Farbstoff und nichtthermischem Laser.

Vor der Indikationsstellung zur PDT muss eine Fluoreszeinangiographie durchgeführt werden (s. folgende Übersicht). Diese dient sowohl zur genauen Sicherung der Diagnose, aber auch zur Festlegung des größten linearen Durchmessers der Läsion und damit auch des Durchmessers des Laserspots. Man muss bei der Interpretation der Fluoreszeinangiographie vor allem auch auf okkulte Teile der Läsion achten und begleitende Blutungen sollten in das Läsionsareal eingerechnet werden.

Voraussetzungen für die PDT-Anwendung

- PDT-Ermächtigung
- Fluoreszeinangiographie
- Spezieller PDT-Dioden-Laser
- Ausführliche Patientenaufklärung
- Regelmäßige Nachkokontrollen

Verteporfin ist als Trockenpulver in einer Ampullenflasche erhältlich. Es muss vor Lichtexposition geschützt werden, da Licht den Farbstoff aktiviert.

Zunächst wird in einer Dosis von 6 mg/m² Körperoberfläche der photosensibilisierende Farbstoff Verteporfin in eine Kubitalvene innerhalb von 10 Minuten (3 ml/Minute) verabreicht (■ Abb. 1.1) [8]. Visudyne wird dazu in einer Infusionslösung (Aqua ad Injektabile) aufgelöst, die entsprechende, vorher berechnete Menge aus der Ampulle entnommen und mit 5% Dextrose-Injektionslösung auf ein Endvolumen von 30 ml verdünnt. Dies darf nicht in direktem hellem Licht erfolgen, da sonst der Farbstoff sofort aktiviert werden würde. Kochsalzlösung darf nicht verwendet werden. Die Lösung darf nicht mit Haut oder Augen äußerlich in Berührung kommen (zum Anrichten Handschuhe tragen). Sollte dies versehentlich geschehen, muss der Farbstoff sofort mit einem feuchten Tuch abgewischt werden.

15 Minuten nach Beginn der Infusion hat sich Visudyne in der neovaskulären Membran angereichert. Daraufhin wird mit einem Laser der Wellenlänge 689 nm (nicht thermisches rotes Licht) unter Verwendung eines geeigneten Kontaktglases das vorher festgelegte Areal bestrahlt. Der Vergrößerungsfaktor des Kontaktglases, das zur PDT-Behandlung benützt wird, muss am Gerät eingestellt werden, um eine Über- oder Unterdosierung der Bestrahlung zu vermeiden. Der Laserspot wird bei der Behandlung der AMD im Durchmesser 1000 μm größer gewählt als der größte lineare Durchmesser der Läsion (■ Abb. 1.2) [8], um si-

cherzustellen, dass die gesamte Läsion ausreichend behandelt wird. Es muss ein nasaler Abstand zur Papille von 200 μm eingehalten werden, um eine ischämische Optikoneuropathie als mögliche Nebenwirkung zu verhindern. Der Laser besitzt einen Helium-Neon-Zielstrahl in der gleichen Größe wie der therapeutische Laserstrahl. Die Laserexposition beträgt 83 Sekunden, die Lichtdosis 50 J/cm² mit einer Leistung von 600 mW/cm² (s. Übersicht). Dies führt zu einer Endothelzellschädigung und Thrombose in den Neovaskularisationsmembranen (■ Abb. 1.3).

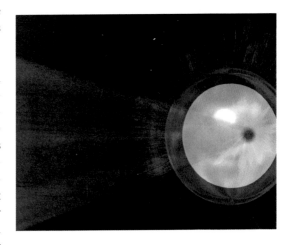

■ **Abb. 1.2.** 15 Minuten nach Beginn der Infusion wird mit einem Diodenlaser der Wellenlänge 689 nm der Farbstoff nichtthermisch aktiviert

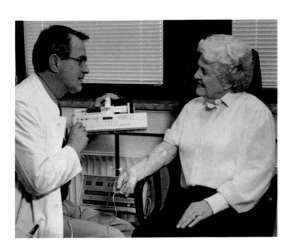

■ **Abb. 1.1.** Verteporfin wird mit einer Dauer von 10 Minuten in eine Armvene infundiert

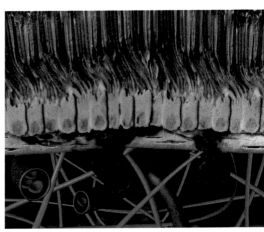

■ **Abb. 1.3.** Es kommt zu einer Thrombose in den neovaskulären Gefäßen und zur Gefäßobliteration

Technische Daten der Photodynamischen Therapie (PDT) nach der TAP- und VIP-Studie [8, 10]

- Verteporfin (Visudyne®), Dosierung 6 mg/m² Körperoberfläche
- Infusionsdauer 10 Minuten, Bestrahlung 15 Minuten nach Beginn der Infusion
- Absorptionsmaximum 689 nm
- Applikationszeit 83 Sekunden
- Lichtdosis 50 J/cm²
- Lichtintensität 600 mW/cm²
- Laserspotgröße: 1000 μm im Durchmesser größer als größter linearer Duchmesser der Läsion

Nach der PDT sollte der Patient für etwa 48 Stunden eine spezielle Lichtschutzbrille tragen und direkte Sonnenexposition vermeiden, da die Photosensibilität bis zu 48 Stunden anhält. Daher sollte der Patient auch 48 Stunden lang nach einer PDT nicht ophthalmologisch nachuntersucht werden. Der Patient bekommt ein spezielles PDT-Armband, das die Daten zur Behandlung enthält, falls ein Notfall auftreten sollte.

Kontraindikationen und Komplikationen

Kontraindikationen für die PDT sind Porphyrie, schwere Leberfunktionsstörung oder eine Allergie gegen Verteporfin.

Seltene Komplikationen sind Blutungen, Sehstörungen, Visusverlust oder bei 2% der Patienten Rückenschmerzen während der Infusion, die nach Ende der Infusion nur noch wenige Minuten anhalten.

Die korrekte Lage der Infusionsnadel ist sorgfältig zu überprüfen, da eine Verteporfin-Extravasation zu starken Schmerzen, Entzündungen, Schwellungen und eventuell Nekrosen führen kann. Bei Extravasation muss die Infusion sofort gestoppt werden.

Modifikationen der PDT

Die PDT ist eine sichere und effektive Behandlungsmethode bei verschiedenen Augenerkrankungen, die mit Netzhautödem infolge von neovaskulären Gefäßen und vasoproliferativen oder malignen Tumoren des Auges einhergehen. So konnte nachgewiesen werden, dass es durch den selektiven Gefäßverschluss nach PDT zu einer Resorption von Flüssigkeit und einer Gefäßthrombose in vasoproliferativen und neovaskulärem Gewebe kam. Dieser vasookklusive Mechanismus ist die Rationale für die Anwendung der PDT bei anderen Indikationen als der AMD.

Derzeit wird die PDT in der Regel auch bei anderen Netzhauterkrankungen nach den Parametern durchgeführt, die in der TAP- und VIP-Studie zur AMD bzw. zu pathologischer Myopie [1, 8–10] angegeben sind. Für die Behandlung von Neovaskularisationen in Folge anderer Erkrankungen werden diese Parameter jedoch manchmal modifiziert. Die Modifikation der technischen Parameter sollte aber gut überlegt sein und es sollte möglichst nur ein Parameter verändert werden (z. B. halbe Dosis von 3 mg/m²). Der maximale Durchmesser des Laserspots beträgt 7300 μm. Bei größeren Läsionen wird manchmal ein sog. Paintbrush-Verfahren angewandt. Dabei bewegt man den Laserstrahl während der Behandlung über die gesamte Läsion hin und her. In der Regel genügt es jedoch bei vielen Erkrankungen, den am meisten betroffenen Teil der Läsion und insbesondere subfoveal gelegene Anteile zu behandeln. Müssen beide Augen behandelt werden, so kann das zweite Auge sofort nach der Lichtapplikation am ersten Auge ebenfalls für 83 Sekunden bestrahlt werden. Dies sollte jedoch nicht später als 20 Minuten nach Beginn der Infusion erfolgen. Die Patienten sollten alle 3 Monate nachkontrolliert und die Behandlung dann gegebenenfalls wiederholt werden.

Phase-III-Studien in AMD und pathologischer Myopie

In zwei klinischen Phase-III-Studien wurden insgesamt 609 Patienten mit der klassischen Form der subfovealen CNV bei AMD behandelt.

Die 2-Jahres-Ergebnisse zeigten bei Patienten mit klassischer oder überwiegend klassischer CNV subfovealer mit einem Ausgangsvisus von

20/40 bis 20/200, dass bei 53% der Verumgruppe und bei 38% der Placebogruppe bei klassischer CNV und bei 59% versus 31% bei der überwiegend klassischen CNV ein Visusverlust von weniger als 15 ETDRS Buchstaben gefunden wurde (p < 0,001) [8].

Patienten mit überwiegend klassischer CNV hatten initial einen schlechteren Visus und kleinere Läsionen im Vergleich zu minimal klassischer oder okkulter CNV und zeigten einen besseren Visus in der Behandlungsgruppe [9].

Die 2-Jahres-Ergebnisse der VIP-Studie zeigten bei Patienten mit pathologischer Myopie mit einem Visus von 20/200 oder besser, dass 36% der Verum-Gruppe und 51% der Placebo-Gruppe mindestens 8 ETDRS-Buchstaben verloren. Bei 40% der behandelten Patienten versus 13% der Placebo-Gruppe zeigte sich eine Visusverbesserung um mindestens 5 Buchstaben (p = 0,05). Bei 12% der Verum-Gruppe zeigte sich eine Visusverbesserung um mindestens 15 Buchstaben [1].

Zusammenfassung

Die PDT ist eine effektive Therapie von neovaskulären Erkrankungen oder Tumoren der Aderhaut/Netzhaut. Sie ist minimal invasiv und hat geringe Nebenwirkungen.

Zugelassen ist die PDT mit Verteporfin derzeit für die klassischen und überwiegend klassischen choroidalen Neovaskularisationen (CNV) im Rahmen der altersbezogenen Makuladegeneration und sekundäre CNV bei pathologischer Myopie.

Es gibt zahlreiche, seltene okuläre Erkrankungen, bei denen die PDT off-label angewandt wird. Dazu gehören die idiopathische CNV, die CNV nach entzündlichen Aderhaut-Netzhaut-Erkrankungen, choroidale Hämangiome, Tumore und die Chorioretinopathia centralis serosa. Bei den meisten Patienten kann die Progredienz der Erkrankung aufgehalten werden und bei einem Teil der Patienten kommt es zu einer Visusverbesserung. Die Ergebnisse sind umso besser, je früher die Behandlung erfolgt und je kleiner die Läsion ist. Die verschiedenen Erkrankungen und die Behandlung mit der PDT werden in den folgenden Kapiteln ausführlich dargestellt.

Literatur

1. Blinder KJ, Blumenkranz MS, Bressler NM et al. (2003) Verteporfin therapy of subfoveal choroidal neovascularization in pathologic myopia: 2-year results of a randomized clinical trial – VIP report no. 3. Ophthalmology 110: 667–673
2. Fingar VH, Wilman TJ, Wiehle SA (1992) The role of microvascular damage in photodynamic therapy: the effect of treatment on vessel constriction permeability and leukocyte adhesion. Cancer Res 52: 4914–4921
3. Husain D, Miller JW, Michaud N et al. (1996) Intravenous infusion of lipososmal benzoporphyrin derivative for photodynamic therapy of experimental choroidal neovascualrization. Arch Ophtahlmol 114: 978–985
4. Kramer M, Miller JW, Michaud N et al. (1996) Liposomal benzoporphyrin derivative verteporfin photodynamic therapy. Selective treatment of choroidal neovascularization in monkeys. Ophthalmology 103: 427–438
5. Miller, JW, Walsh AW, Kramer M et al. (1995) Photodynamic therapy of experimental choroidal neovascularization using lipoprotein-delivered benzoporphyrin. Arch Ophthalmol 113: 810–818
6. Richter AW, Waterfield E, Jain AK et al. (1993) Liposomal delivery of a photosensitizer, benzoporphyrin derivative monoacid ring A (BPD), in tumor tissue in a mouse tumor model. Photochem Photobiol 57: 1000–1006
7. Schmidt-Erfurth U, Hasan T, Gragoudas E et al. (1994) Vascular targeting in photodynamic occlusion of subretinal vessls. Ophthalmology 101: 1953–1961
8. Treatment of Age-Related Macular Degeneration With Photodynamic Therapy (TAP) Study Group (2001) Photodynamic therapy of subfoveal choroidal neovascularization in age-related macular degeneration with verteporfin: two-year results of 2 randomized clinical trials-TAP report No. 2. Arch Ophthalmol 119: 198–207
9. Treatment of Age-Related Macular Degeneration With Photodynamic Therapy (TAP) Study Group (2002) Verteporfin therapy of subfoveal choroidal neovascularzation in patients with age-related macular degeneration. Additional information regarding baseline lesion composition's impact on vision outcomes-TAP report No. 3. Arch Ophthalmol 120: 1443–1454
10. Verteporfin in Photodynamic Therapy (VIP) Study Group (2001) Photodynamic therapy of subfoveal choroidal neovascularization in pathologic myopia with verteporfin. Ophthalmology 108: 841–852

Therapie der idiopathischen CNV mittels photodynamischer Therapie

S. Mennel, C.H. Meyer

Einleitung

Die photodynamische Therapie (PDT) am Auge wurde als neue Therapie der exsudativen Form der altersabhängigen Makuladegeneration (AMD) und bei choroidalen Neovaskularisationen (CNV) im Rahmen von pathologischer Myopie Ende der 90er Jahre eingeführt. Die Therapieempfehlungen basierten auf den Ergebnissen zweier großer prospektiver, multizentrischer, randomisierter klinischer Studien (TAP- und VIP-Studie) [1–3]. In der Zwischenzeit wurde die PDT am Auge auch bei zahlreichen anderen Pathologien mit zum Teil bemerkenswertem Erfolg angewendet [4, 5]. Im Folgenden werden wir auf die idiopathische choroidale Neovaskularisation im Speziellen eingehen und eine Literaturübersicht über bisherige publizierte Beiträge und eigene Ergebnisse in Form von Fallberichten präsentieren.

Aktuell, durch die Einführung neuer Therapiemethoden mit Applikation von intravitrealen Wachstumsfaktorhemmern, bekommt die PDT einen neuen Stellenwert.

Idiopathische choroidale Neovaskularisationen

Eine CNV ist der Hauptgrund für Erblindung im Sinne des Gesetzes der über 65-Jährigen in Europa und den USA. In dieser Altersgruppe ist die Hauptursache für die Entwicklung einer CNV die AMD. Typische Zeichen im Anfangsstadium sind Drusen sowie Pigmentveränderungen im Bereich der Makula. Choroidale Neovaskularisationen können aber auch bei jüngeren Menschen ohne das Vorhandensein von Drusen oder auch Pigmentveränderungen entstehen. In dieser Altersgruppe können CNV nach Laserkoagulation oder als sekundäre Manifestation von angeborenen oder erworbenen Erkrankungen entstehen. Dazu zählen »angioid streaks«, »presumed ocular histoplasmosis« (POHS), hohe Myopie, chororetinale Verängerungen nach Trauma, im Rahmen einer idiopathischen Chorioretinopathia centralis serosa (ICCS), familiäre Makuladystrophien und entzündliche Erkrankungen der Aderhaut und Netzhaut [6]. Treten CNV vor dem 50. Lebensjahr auf und sind keine pathologischen Gründe für die Ausbildung dieser Gefäßneubildung zu erkennen, so werden diese als idiopathische CNV bezeichnet [7, 8]. Diese treten hauptsächlich unilateral auf und haben ein geringes Risiko, auch am Partnerauge aufzutreten. Eine Ammetropie scheint gegenüber der Gesamtpopulation nicht als Risikofaktor gegeben zu sein. Zusätzlich ist bisher keine HLA-Assoziation nachgewiesen worden [6]. Cohen und Mitarbeiter haben retrospektiv 363 Patienten jünger als 50 Jahre mit CNV untersucht und nach Ursachen unterteilt [8]. Die Ätiologie der CNV war bei 225 Patienten (62%) hohe Myopie, POHS bei 42 Patienten (12%), »angioid streaks« bei 17 Patienten (5%) und sonstige angeborene oder traumatische bzw. entzündliche Veränderungen bei 16 Patienten (4%). Die CNV konnte bei 63 Patienten (17%) keiner Ätiologie zugewiesen werden und wurde somit als »idiopatische CNV« klassifiziert. Die CNV war subfoveal bei 62% der Patienten mit pathologischer Myopie im Vergleich zu 30–36% bei Patienten mit CNV anderer Ätiologie.

Um neue Therapien entsprechend evaluieren zu können, ist der Vergleich zu einer Kontrollgruppe in einer prospektiven randomisierten Studie zielführend. Diese fehlen aber für die meisten Studien für die photodynamische Therapie (PDT), die außerhalb der Anwendung von CNV im Rahmen der altersabhängigen Makuladegeneration (AMD) und pathologischen Myopie durchgeführt worden sind. Bei der Behandlung der idiopathischen CNV kann der Vergleich mit der Behandlung der CNV bei der AMD nicht herangezogen werden, da der natürliche Verlauf einer CNV bei AMD und idiopathischer CNV sehr unterschiedlich ist. Die PDT ermöglicht eine »Stabilisierung« der Sehkraft (definiert als Visusabfall kleiner als 3 Zeilen oder 15 Zeichen) bei der exsudativen AMD in 53% zu 38% der Kontrollgruppe ohne Therapie für die am besten geeignete Subgruppe der hauptsächlich klassischen Läsionen [1, 2].

Natürlicher Verlauf der idiopathischen CNV

In einer Studie von Lindbolm und Andersson [9] wurden 20 Augen von 18 Patienten bis über 17 Jahre untersucht, im Durchschnitt 55 Monate. In den meisten Fällen wurde keine Laserkoagulation durchgeführt und nur 6 Augen wurden behandelt. Die meisten Patienten, behandelt oder unbehandelt, haben eine gute Sehkraft behalten. 75% hatten einen Visus von 0,3 oder besser, 50% hatten 0,8 oder besser. Die Autoren konnten für idiopathische CNV ein deutlich langsameres Wachstum im Vergleich zu CNV bei AMD nachweisen.

Auch Ho und Mitarbeiter [10], haben 19 Patienten mit idiopathischer subfovealer CNV im Langzeitverlauf retrospektiv untersucht. Die Nachbeobachtungszeit betrug 5 bis 230 Monate, im Mittel 87 Monate, ohne eine Behandlung durchzuführen. Bei der Erstuntersuchung zeigte sich ein mittlerer Visus von 0,2 (von Fingerzählen bis 0,5) und bei der Enduntersuchung war der Visus 0,3 (von Fingerzählen bis 1,0). 95% aller Patienten hatten eine stabile oder bessere Sehkraft, wohingegen 5% einen deutlichen Visusabfall hatten. Kleine Läsionen mit einer Größe von weniger als einem Papillendurchmesser, vermessen im angiographischen Bild, waren deutlich stärker mit einem Endvisus von 0,3 als mit einem Visus von 0,1 oder weniger assoziiert (p = 0,038). Das Partnerauge war nicht beteiligt und zeigte keine CNV im Untersuchungsverlauf.

PDT bei jungen Menschen

Die Sicherheit der PDT-Behandlung mit Verwendung von Verteporfin bei Kindern wurde bei 3 Kindern im Alter zwischen 11 und 13 Jahren mit idiopathischer CNV von Mimouni et al. dargelegt [11]. Da die Verteporfin-Dosis in Abhängigkeit der Körperoberfläche verabreicht wird (6 mg/m^2), sind adaptierte Medikamentenkonzentrationen vorausgesetzt. In einem Beobachtungszeitraum von 7 bis 12 Monaten konnten keine okulären sowie systemischen unerwünschten Nebenwirkungen gesehen werden. Aufgrund persistierender Leckage wurde in allen Fällen eine zweite Behandlung und in einem Fall eine dritte PDT-Behandlung durchgeführt. Die Autoren schlussfolgerten, dass keine Rationale besteht, warum Kinder häufiger Nebenwirkung im Rahmen der PDT-Behandlung erleiden sollen als Erwachsene. Harissi-Dagher et al.

[12] beschrieben PDT ohne Komplikationen bei 5 jungen Patienten mit einem Durchschnittsalter von 18 Jahren, die CNV nach einer Aderhautruptur entwickelt haben.

Giansanti et al. [13] präsentierten PDT für idiopathische CNV (n = 2) und CNV im Rahmen von Toxoplasmosenarben (n = 3) bei jungen Patienten zwischen 7 und 15 Jahren. Die Verlaufsbeobachtung lag zwischen 12 und 18 Monaten. Weder schwere oder moderate Visusreduktionen noch schwere okuläre und systemische unerwünschte Nebenwirkungen wurden beobachtet. Atrophische Veränderungen des retinalen Pigmentepithels (RPE) wurden um die behandelte CNV beobachtet, zeigten aber keinen Grund für eine Visusbeeinflussung. Ebenfalls von Potter et al. [14] konnten keine Nebenwirkungen bei einem Fall von PDT kombiniert mit intravitrealem Triamcinolon für die Behandlung einer CNV bei pathologischer Myopie bei einem 13 Jahre alten Kind gezeigt werden.

RPE-Alterationen nach erfolgter PDT wurde mittels Fluoreszeinangiographie (FA) bei jungen Frauen beschrieben [15, 16]. Die Autoren vermuten eine Photobleichung oder Depigmentierung des RPE mit der Folge eines Fenstereffekts in der Angiographie ohne Verluste der wesentlichen Funktionen des RPE. Sie vermuten die Präsenz von nichtpigmentiertem, aber sonst funktionell intaktem RPE-Monolayer. Auffällig waren Parallelen dieser Fälle. Die betroffenen Personen waren meist jung und weiblich. Eine mögliche Hypothese der Autoren war, dass eine vermehrte Aufnahme und Metabolisierung von Verteporfin durch hormonelle Stimulation in dieser Altersgruppe verstärkt wird. Die Reduktion der PDT-Behandlungsparameter wird von einigen Autoren vorgeschlagen, um gerade bei idiopathischen CNV, die junge Menschen betrifft, Nebenwirkungen im Bereich des RPE zu verhindern [17].

In experimentellen Arbeiten konnten wir zeigen, dass nicht durch den Laser oder das Verteporfin allein, sondern nur in der Kombination aus beiden signifikante RPE-Schäden und eine Störung der äußeren Blut-Retina-Schranke entstehen [18].

Ein weiterer beeinflussender Faktor sind die brechenden Medien. Patienten mit AMD haben durch die Altersveränderungen der Linse nicht die gesamte Strahlendosis am gewünschten Ziel, während dessen bei jungen Menschen die brechenden Medien klar sind [19].

In keiner dieser Studien konnten visusbeeinflussende okuläre oder systemische Nebenwirkungen der PDT aufgezeigt werden.

PDT zur Behandlung der idiopathischen CNV

Nach ersten Publikationen von Sickenberg et al. [20] mit einem Fallbericht, sowie Mueller-Velten et al. [21] mit 2 Fällen, hat Spaide et al. [22] eine retrospektive Studie mit 8 Augen von Patienten jünger als 55 Jahren mit subfovealer idiopathischer CNV, die mit PDT behandelt wurden, veröffentlicht. Die durchschnittliche Verlaufskontrolle betrug 13,5 Monate. In dieser Verlaufszeit kam es zu einem Visusanstieg bei fünf Augen (62,5%), blieb unverändert in einem Auge (12,5%), und reduzierte sich in zwei Augen (25%). Der Visus ist durchschnittlich um 3,6 Zeilen angestiegen.

Chan et al. [23] untersuchten die Effektivität der PDT bei 17 konsekutiven Patienten mit idiopathischen subfovealen CNV in einer prospektiven 2-Center-Studie. Der Visusanstieg war von durchschnittlich 0,24 zu 0,4 angestiegen. 16 Augen (94%) hatten einen stabilen Visus oder einen Visusanstieg. Nur ein Patient (6%) hatte einen geringen Visusabfall. Die durchschnittliche Anzahl an PDT-Behandlungen betrug 1,8. Die Autoren zeigten einen Visusanstieg von 2,3 Zeilen im Verlauf von 12 Monaten und verglichen deren Ergebnisse mit den Untersuchungen von Ho et al. [10] der im natürlichen Verlauf ohne Therapie einen Visusanstieg von 1,1 Zeilen im Verlauf von 87 Monaten aufzeigen konnte.

Wachtlin et al. [24] verfolgten retrospektiv den Verlauf von 11 Augen (8 mit sub- und 3 mit juxtafovealer) idiopathischer CNV bei 9 Patienten, die mit der Standard-PDT behandelt wurden. Die durchschnittliche Dauer der Verlaufsbeobachtung betrug 23,2 Monate (von 12 bis 41 Monaten). Die durchschnittliche Visusänderung war ein Anstieg von 2,1 Zeilen (+3 bei den juxtafovealen CNV und +1,9 bei den subfovealen CNV). Durchschnittlich wurden 1,9 (von 1 bis 3) PDT-Behandlungen durchgeführt. Der Visus stieg in 6 von 11 Augen

(54,5%) um 2 oder mehr Zeilen an. 5 Augen (45,5%) blieben unverändert (+/– 1 Zeile). Die Autoren schlussfolgerten, dass eine Stabilisierung mit der PDT oder sogar ein Visusanstieg bei der Behandlung der idiopathischen CNV möglich ist.

Mimouni et al. berichten über die PDT-Behandlung bei 3 Kindern mit idiopathischer CNV im Alter zwischen 11 und 13 Jahren [11]. Bei 2 Augen zeigte sich bei der letzten Kontrolle ein völliges Verschwinden der Leckage im Spätbild und in einem Fall eine deutliche Reduktion der Leckage. In allen Fällen wurde eine zweite Behandlung und in einem Fall eine dritte PDT-Behandlung durchgeführt. Der Visus ist im ersten Fall um 4 Zeilen und im zweiten Fall um 7 Zeilen angestiegen. Im dritten Fall ist die Sehkraft stabil geblieben.

Su et al. [25] evaluierten die Effektivität der PDT bei idiopathischer CNV bei 61 Augen. Die PDT wurde durchschnittlich 1,2-mal im Verlauf von 6–36 Monaten (Durchschnitt: 19 Monate) durchgeführt. Bei der letzten Kontrolle war die Sehkraft besser in 41 Augen (67,2%), unverändert in 15 Augen (24,6%) und gering reduziert in 5 Augen (8,2%). Makuläre Blutungen und Exsudationen waren in allen Fällen geringer. Ein kompletter Verschluss der CNV konnte angiographisch in 38 Augen (62,3%) und ein inkompletter Verschluss in 18 Augen (29,6%) gesehen werden. Eine neuerliche Aktivität der CNV wurde in 5 Augen (8,2%) gesehen. Die Ergebnisse konnten eindeutig eine Korrelation mit dem Patientenalter aufzeigen (t = 0,476, p = 0,016). Jüngere Patienten hatten bessere Visusergebnisse.

Ruiz-Moreno et al. [26] haben die PDT bei subfovealen und juxtafovealen CNV idiopathischer und postinflammatorischer Genese untersucht. In dieser multizentrischen nichtrandomisierten Studie wurden 16 Augen mit klassischer oder hauptsächlich klassischer idiopathischer CNV kontrolliert. Die Dauer der Nachkontrolle betrug durchschnittlich 20 Monate (Standardabweichung 11 Monate). Von insgesamt 11 Augen mit subfovealer Lage der CNV ist bei 8 Augen der Visus innerhalb einer Zeile stabil geblieben und bei 3 Augen um 2 oder mehr Zeilen abgefallen. Bei 5 Augen mit juxtafovealer Lage der CNV ist in einem Auge der Visus von 0,4 auf 1,0 angestiegen während die anderen 4 Augen 2 oder mehr Zeilen

abgefallen sind. Die Zahl der Behandlungen betrug durchschnittlich 2,1 (von 1–4, SD 0,9).

Karacorlu et al. [27] untersuchten 6 Augen mit idiopathischer CNV nach PDT. Das Durchschnittsalter der Patienten war 38,5 Jahre. Die Verlaufskontrolle betrug im Durchschnitt 14,6 Monate (von 12 bis 20 Monaten). Eine bis 3 Behandlungen waren notwendig (durchschnittlich 1,8). Der Visus ist bei 3 Patienten angestiegen, blieb unverändert in einem und ist bei 2 Patienten abgefallen. Bei den Patienten mit Visusabfall erfolgte eine chirurgische Entfernung der CNV. Diese Studie lässt aufgrund der geringen Fallzahl und der eingeschränkten Verlaufskontrolle keine klare Aussage und Vergleich zum natürlichen Verlauf zu.

Lam et al. [28] haben retrospektiv Patienten jünger als 50 Jahre nachuntersucht, die mit PDT behandelt wurden. Acht Augen zeigten dabei eine idiopathische CNV, davon 7 mit subfovealer und ein Auge mit extrafovealer Lage der CNV. Die durchschnittliche Verlaufskontrolle betrug 11,3 Monate, allerdings mit sehr großen Unterschieden von 3 bis 42 Monaten. Die PDT wurde entsprechend dem Standardprotokoll der TAP-Studie durchgeführt. Im Durchschnitt wurden 2,1 PDT-Behandlungen (von 1 bis 5 PDT-Behandlungen) durchgeführt. Insgesamt änderte sich der Visus von präoperativ 0,1 auf 0,16. Zwei Augen hatten dabei einen Visusanstieg von einer oder mehr Zeilen, bei 2 Augen ist der Visus gleich geblieben und bei 4 Augen kam es zu einer Visusverschlechterung von einer oder mehr Zeilen.

Rogers et al. [29] untersuchten in einer retrospektiven Studie 19 Augen von 17 Patienten mit klassischer subfovealer CNV. Ausgeschlossen wurden Patienten mit AMD, »angioid streaks« und Myopie. Insgesamt wurden 10 Augen mit idiopathischer CNV mit PDT behandelt. Vor der PDT wurden 4 Augen mit systemischen Steroiden behandelt (40–100 mg Prednison für 1–4 Wochen). In einem Fall erfolgte zuvor ein Laserbehandlung der CNV und in einem weiteren Fall die Gabe von Triamcinolon acetonide 40 mg in den Subtenonbereich. Bei einer durchschnittlichen Verlaufskontrolle von 12,8 Monaten (4 bis 33 Monate) nach PDT ist der Visus bei 5 Augen um 2 oder mehr Zeilen angestiegen, und bei 3 Augen um 2 oder mehr Zeilen abgefallen. Bei

2 Augen kam es zu keiner Visusänderung. Durchschnittlich ist der Visus von präoperativ 0,15 unverändert geblieben. Obwohl durchschnittlich kein Visusanstieg gesehen werden konnte, schlussfolgerten die Autoren, dass die PDT zur Stabilisierung und Visusverbesserung bei jungen Menschen mit idiopathischer CNV und bei CNV nach Entzündungen nützlich ist.

Für den Visuserfolg relevante Faktoren bei der Behandlung der idiopathischen subfovealen CNV mit PDT wurden von Yoo et al. [30] untersucht. Das minimale Follow-up betrug 9 Monate. Die Abhängigkeit von Geschlecht, Alter, Größe der CNV und Vergleich zwischen initialer Sehkraft und Endvisus wurde untersucht. 16 Augen mit idiopathischer CNV wurden für die Studie herangezogen. Patienten mit einem Visusabfall von mehr als 2 Zeilen in einen mindestens 3-monatigen Follow-up und einer nachgewiesenen Größenzunahme der CNV wurden mit einer PDT behandelt, die anderen wurden ohne Behandlung kontrolliert. 10 Patienten waren in der PDT-Gruppe und 6 in der nichtbehandelten Gruppe. Der initiale Visus in der PDT-Gruppe war 0,33 und 7 Augen (70%) zeigten einen Visusanstieg von mehr als 2 Zeilen. Der erzielte Endvisus war dabei abhängig von Geschlecht ($p = 0,049$), Ausgangsvisus ($p = 0,0455$), und Läsionsgröße ($p = 0,006$). In der Kontrollgruppe ist der durchschnittliche Visus von 0,63 bei 5 der 6 Patienten (83%) um mehr als 2 Zeilen angestiegen. Der natürliche Verlauf zeigte eine sehr positive Entwicklung. Es bleibt Spekulation ob die behandelte Gruppe, die gerade einen Visusabfall von mindestens 2 Zeilen gehabt hat, sich im natürlichen Verlauf noch besser oder aber schlechter entwickelt hätte als die unbehandelte Kontrollgruppe. Da die Kontrollgruppe nicht die gleichen Ausgangskriterien erfüllt hat und da auch die CNV-Läsionen nicht in beiden Geschlechtern in gleicher Größe vorhanden waren, sind die Aussagen bei dieser limitierten Patientenanzahl vorsichtig zu interpretieren. Der wesentliche Faktor für eine Visusprognose scheint die Läsionsgröße darzustellen.

Fallbeispiel

Ein junger Mann mit 21 Jahren berichtete über einen Visusabfall innerhalb von 4 Wochen. Die Sehkraft ist in diesem Zeitraum von 1,0 auf 0,1 abgefallen (◘ Abb. 2.1). Angiographisch konnte eine klassische subfoveale CNV dargestellt werden. Das Spätbild zeigte eine deutliche Leckage von Fluoreszein. Es konnten keine weiteren Augenerkrankungen oder mögliche Ursachen einer CNV ausfindig gemacht werden, weshalb die Diagnose »idiopathische CNV« gestellt wurde. Nach 2 PDT-Sitzungen von entsprechend den allgemein anerkannten Behandlungsparametern der TAP- und VIP-Studie zeigte sich ein Visusanstieg auf 0,8 und angiographisch eine CNV, die keine Leckage im Spätbild mehr aufzeigte. Kein neuerliches Wachstum und keine Leckage konnten im Verlauf von 5 Jahren aufgezeigt werden.

Kombinationsbehandlung von PDT mit Steroiden

Den Effekt der kombinierten Anwendung von intravitrealem Triamcinolon (IVTA) und PDT mit Verteporfin bei der Behandlung von subfovealen CNV bei 4 Augen mit Punctate Inner Chorioretinopathie (PIC) und bei 10 Augen mit idiopathischer CNV untersuchten Chan et al. [31]. In einer prospektiven Studie wurden die Patienten über ein Jahr verfolgt und in Abhängigkeit einer Leckage eine neuerliche Behandlung nach jeweils 3 Monaten durchgeführt. Für die intraokulare Triamcinolon-Applikation wurde eine Konzentration von 4 mg verwendet und diese wurde 10 Minuten nach der PDT durchgeführt. Alle 14 Augen haben die Verlaufsbeobachtung abgeschlossen. Das Durchschnittsalter betrug 34,7 Jahre. Der Visus der Fälle mit idiopatischer CNV ist im Durchschnitt von 0,24 auf 0,64 nach einem Jahr angestiegen ($p = 0,003$). Für die gesamte Gruppe hatten 13 Augen (92,9%) eine stabilen Visus oder einen Visusanstieg mit einem durchschnittlichen Anstieg von 3,2 Zeilen (von 3–7 Zeilen). Der durchschnittliche Visusanstieg für die Gruppe der idiopathischen CNV war 3,9 Zeilen. Nur in einem Fall kam es zu einem Visusabfall von 3 Zeilen, dies aber bei CNV im Rahmen der PIC. Die Anzahl der Behandlungen für das Beobachtungsjahr betrug durchschnittlich 1,1. Keine okulären oder systemischen Nebenwirkungen konnten fest-

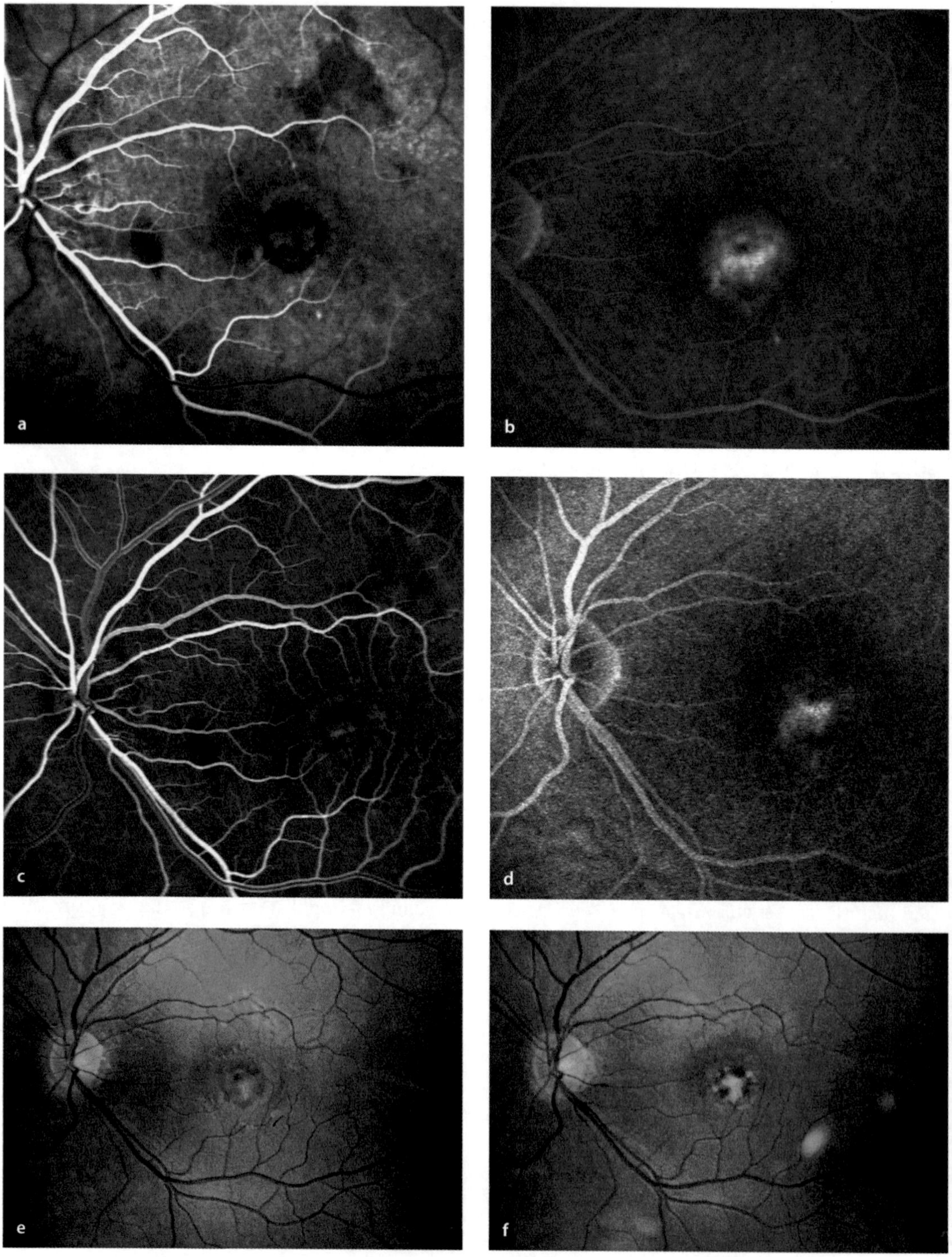

■ **Abb. 2.1. a** Das frühe FAG zeigt das Bild einer klassischen subfovealen CNV. **b** Spätbild am gleichen Untersuchungstag. Hierbei zeigt sich eine deutliche Leckage. **c** 3 Monate nach einer Behandlung mit PDT. Eine zentrale Hyperfluoreszenz lässt sich darstellen, dabei kommt es im Spätbild (**d**) zu keiner Hyperfluoreszenz in der Umgebung. Es ist somit keine Leckage mehr nachweisbar. **e** Fundusfoto linkes Auge vor der PDT-Behandlung. Funduskopisch ist eine Elevation der Neuroretina in einem Durchmesser von einem PD erkennbar. **f** Fundusfoto 1 Jahr nach der letzten PDT-Behandlung. Die Makula ist trocken, im Zentrum zeigt sich eine weiße fibrovaskuläre Alteration umgeben von Hyperpigmentationen

gestellt werden. Die Ergebnisse zeigen für diese kombinierte Form viel versprechende Ergebnisse. So ist der Visusverlauf mit einem mittleren Anstieg von 3,2 Zeilen (über 15 Buchstaben!) auffallend hoch, auch die Wiederbehandlungsrate ist gering mit durchschnittlich 1,1 notwendigen Behandlungen, um einen Zustand ohne Leckage zu erreichen.

Giovannini et al. [32] haben in einer randomisierten klinischen Studie die PDT-Monotherapie mit der Kombination PDT plus zusätzlicher Gabe von systemischen Steroiden bei juxta- und subfovealen idiopathischen CNV verglichen. Systemische Steroide wurden dabei intravenös für 3 Tage appliziert (je 1 g Methoyprednisolone) und anschließend 1 mg/kg Körpergewicht orale Steroide (Prednison). Es wurden jeweils 10 Patienten in die jeweilige Gruppe aufgenommen und 21 bzw. 22 Monate im Verlauf untersucht. Nach einem Jahr hatten 5 der Patienten in der Gruppe der PDT-Monotherapie eine stabilen oder besseren Visus, 5 Augen hatten einen Visusabfall von 2 oder mehr Zeilen. Die durchschnittliche Häufigkeit der PDT-Behandlungen war 2,3. In der PDT-Gruppe mit systemischen Steroiden hatten alle Patienten einen stabilen oder besseren Visus und die Behandlungen mussten durchschnittlich 1,2-mal durchgeführt werden. Dieser Unterschied zwischen den Gruppen war signifikant (p < 0,05). Auch auf die Reduktion des CNV-Durchmessers hatte die kombinierte Therapieform einen signifikant besseren Effekt.

Giansanti et al. [13] haben PDT zur Behandlung einer idiopathischen CNV bei einem 13 Jahre alten Jungen und bei einem 15 Jahre alten Mädchen eingesetzt. Die PDT wurde entsprechend dem Standardprotokoll durchgeführt. Ein 15-jähriges Mädchen erhielt eine PDT-Behandlung bei zusätzlicher systemischer Steroidtherapie. Der Ausgangsvisus war 20/200 und 20/125 bei der letzten Untersuchung 12 Monate später. Ein 13 Jahre alter Junge mit extrafovealer idiopathischer CNV wurde erst mit einer fokalen Laserbehandlung therapiert. Zwei Monate später entwickelte sich ein Rezidiv und es erfolgten insgesamt 4 PDT-Sitzungen, wobei bei den letzten zusätzlich mit intravitrealem Triamcinolon behandelt wurde. Der Ausgangsvisus betrug 0,25 und 0,32 18 Monate später.

Kombinationsbehandlung von PDT mit anti-VEGF

Die erfolgreiche Anwendung von anti-VEGF intravitreal bei CNV im Rahmen der AMD und auch die deutliche Überlegenheit bei dieser Diagnose gegenüber der PDT-Monotherapie lässt auch einen entsprechenden Therapieerfolg bei idiopathischer CNV vermuten.

Fallbericht

Eine 20-jährige Patientin berichtete über Visusabfall und Metamorphopsien rechts seit 3 Wochen. Der Visus betrug zu diesem Zeitpunkt rechts 0,4 und links 1,2. Die Untersuchung des vorderen Augenabschnitts zeigte klare und reizfreie optische Medien beidseits. Funduskopisch war eine Elevation der Neuroretina im Bereich der Makula rechts erkennbar. Der foveale Reflex war nicht mehr vorhanden, die Fovea stellte sich weiß dar und daran anschließend war temporal eine Blutung mit einem Durchmesser von 500 µm erkennbar. Die Papille präsentierte sich physiologisch exkaviert und randscharf. Die Gefäße und die Netzhaut zeigten keine weiteren pathologischen Veränderungen. Die Fundusuntersuchung links war unauffällig. Zu diesem Zeitpunkt erfolgte eine PDT mit Standardparametern. Innerhalb von 2 Monaten ist der Visus auf 0,6 angestiegen. Innerhalb der nächsten 4 Monate gab die Patientin wiederum eine zunehmende Sehverschlechterung rechts an. Der Visus war auf 0,5 reduziert, und aufgrund der deutlichen Aktivität der CNV in der Angiographie entschieden wir uns für eine kombinierte Therapie mit Bevacizumab intravitreal und 5 Tage danach für eine PDT. Eine zweite Behandlung mit Bevacizumab planten wir einen Monat später. Die Leckage war nach dieser Behandlung im weiteren zeitlichen Verlauf von 14 Monaten nicht mehr nachweisbar. Subjektiv zeigte sich ein Verschwinden der Metamorphopsien sowie eine deutliche Sehverbesserung auf 0,8 4 Monate nach der Behandlung. Die Sehkraft ist bis zur letzten Untersuchung bei 0,8 stabil geblieben (Abb. 2.2).

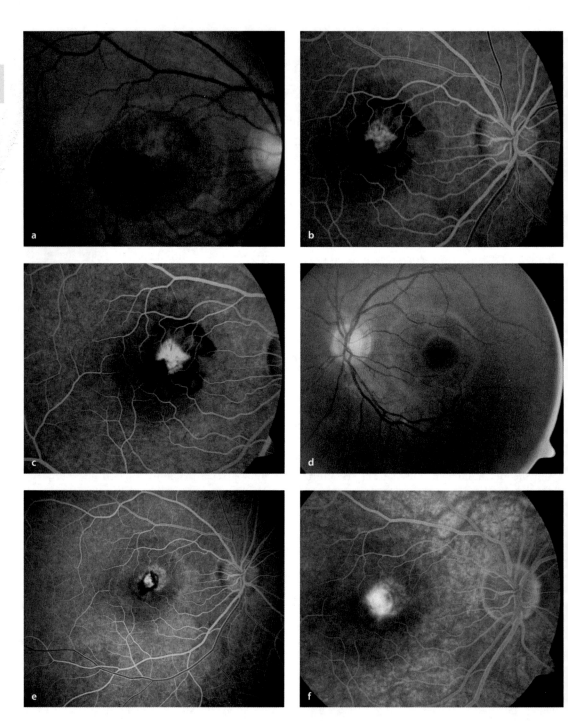

■ **Abb. 2.2. a** Fundusfoto rechtes Auge: Ödem der Makula mit Blutung juxtafoveal und Pigmentveränderungen im temporal-oberen Bereich der Makula. **b** Fluoreszenzangiographie (FA), Frühphase vor der ersten Behandlung, Blockadephänomen durch das subretinale Blut und das Ödem. **c** FA Spätphase vor der ersten Behandlung, deutliches Blockadephänomen durch das subretinale Blut und das Ödem. **d** Fundusfoto des linken Auges mit unauffälligem Befund.

e FA Frühphase vor der 2. PDT kombiniert mit Bevacizumab. **f** FA Spätphase vor der 2. PDT kombiniert mit Bevacizumab mit deutlicher Hyperfluoreszenz als Zeichen von Aktivität der CNV. **g** FA Frühphase 8 Monate nach der letzten Behandlung. **h** FA Spätphase 8 Monate nach der letzten Behandlung, es kommt zu keiner Zunahme der Hyperfluoreszenz. Es ist keine Leckage mehr nachweisbar. **i** Optische Kohärenztomographie (OCT) zeigt vor der ersten Behandlung eine deutliche

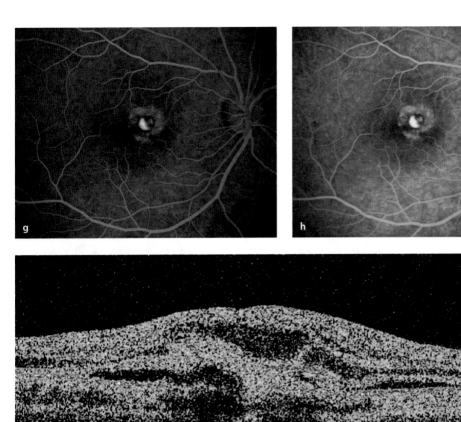

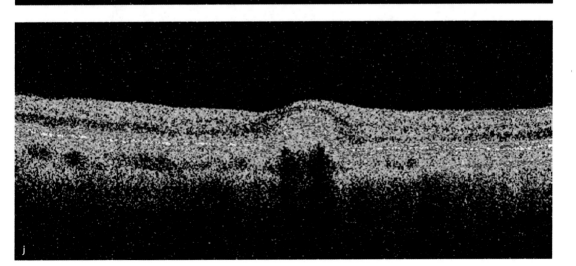

Elevation und Schwellung der Neuroretina durch Flüssigkeitseinlagerung unter sowie in die Neuroretina. Die Netzhautdicke beträgt 580 µm. j OCT 8 Monate nach der letzten Behandlung. Es sind keine Flüssigkeitsansammlungen mehr nachweisbar. Die Neuroretina ist in ihrer Dicke physiologisch, allerdings zeigt sich in der zentralen Makula eine Hyperreflektivität, die mit einer kleinen Narbe im Durchmesser von 200 µm vereinbar ist

Andere Behandlungsmöglichkeiten der idiopathischen CNV

Uemura et al. [33] untersuchten den Visuserfolg nach chirurgischer Entfernung von CNV bei jungen Patienten. In dieser retrospektiven Studie mit 17 konsekutiven Augen von Patienten jünger als 18 Jahre mit unterschiedlicher Ursache der CNV war in 3 Fällen eine idiopathische CNV diagnostiziert worden. In zwei Fällen war die CNV subfoveal und in einem Fall juxtafoveal. Im Gesamten waren 2 Augen juxtafoveal, in einem Auge peripapillär, während bei 14 Augen die CNV subfoveal gelegen war. Der durchschnittliche Visus aller Fälle war präoperativ 0,1 und ist im durchschnittlichen Verlauf von 27 Monaten (von 6 bis 45 Monate) auf 0,4 angestiegen. In 6 Fällen (35%) zeigten sich neuerliche CNV, die in 2 Fällen mit einer neuerlichen subretinalen Chirurgie und in 4 Fällen mit Laserapplikation behandelt werden konnten. Die Ergebnisse für die idiopathischen CNV zeigten für den ersten Fall mit subfovealer CNV einen Visusanstieg von 0,07 auf 0,63 bei einer Verlaufsbeobachtung von 43 Monaten, im zweiten Fall mit subfovealer CNV von 0,07 auf 0,5 bei einer Verlaufsbeobachtung von 24 Monaten und im Falle der juxtafovealen CNV einen Anstieg von 0,1 auf 1,0 bei einer Beobachtung von 63 Monaten. Die Autoren zeigen, dass die chirurgische Entfernung eine therapeutische Option darstellt und auffal-

□ Tabelle 2.1. Studienvergleich: PDT-Behandlung bei idiopathischer CNV

Studiendesign	Zahl der behandelten Augen	Verlaufsbeobachtung (Monate)	Visusänderung Zeilen oder Visus-Mittelwert	Anzahl an Behandlungen	Lage	Autoren
retroprospektiv	8	13,5 (Durchschnitt)	+3,6 Zeilen	2,9	sub.	Spaide et al. (2002) [22]
prospektiv	17	12	+2,3 Zeilen	1,8	sub.	Chan et al. (2003) [23]
retroprospektiv	11	23,2 (Durchschnitt)	+2,1 Zeilen	1,9 (+ 3 bei extraf. + 1,9 bei subf.)	8 sub + 3 extraf	Wachtlin et al. (2004) [24]
retroprospektiv	16	20,3 (Durchschnitt)	–1,9 Zeilen	2,1	11sub + 5extraf	Ruiz-Moreno et al. (2006) [26]
retroprospektiv	8	11,3 (Durchschnitt)	0,1 → 0,16	2,1	7sub + 1 extraf	Lam et al. [28] (2006)
retroprospektiv	10	25,6 (Durchschnitt)	0,2 → 0,66	k.A	sub.	Yoo et al. [30] (2005)
retroprospektiv	6	14,6 (Durchschnitt)	k.A.	1,8	sub.	Karakorlu et al. [27] (2004)
retroprospektiv	10	11,3 (Durchschnitt)	+1,1 Zeilen	1,1	sub.	Rogers et al. [29] (2003)
prospektiv	10	20,6 (Durchschnitt)	–0,3 Zeilen	2,3	sub. + extraf	Giovannini et al. [32]
kombinierte Therapie mit intravitrealem Triamcinolon 4 mg						
prospektiv	14	12	+3,9 Zeilen	1,2	sub.	Chan et al. (2008) [31]
kombinierte Therapie mit systemischer Steroidgabe vor PDT						
prospektiv	10	20,3 (Durchschnitt)	+1,4 Zeilen	1,2	sub + juxta	Giovannini et al. [32]

k.A. keine Angaben, *subf* subfoveal, *extraf* extrafoveal

lend gute Visusergebnisse im Verlauf von bis zu 45 Monaten zu erreichen sind. Ähnliche Ergebnisse haben wir bei der chirurgischen Behandlung der CNV bei angoiden Streifen gesehen [34].

Schlussfolgerung

Wie auch bei anderen Indikationsgebieten der PDT, so scheint es gerade auch für die idiopathische CNV, die vor allem junge Menschen betreffen, notwendig, in Zukunft auch reduzierte Verteporfin-Dosen oder geringe Parameter für die Laserbestrahlung auf ihre Effektivität hin zu untersuchen. Die Dosierung der PDT bei jungen Patienten ist aufgrund beschriebener RPE-Veränderungen immer noch in Diskussion.

Für idiopathische CNV fehlen prospektive, vergleichende und randomisierte klinische Studien. Eine Stabilisierung oder ein Visusanstieg von einer Zeile bedeutet noch keinen klinisch relevanten Therapieerfolg. Ein Vergleich der Effektivität der PDT bei idiopathischer CNV zur CNV im Rahmen der altersabhängigen Makuladegeneration ist aufgrund des völlig unterschiedlichen natürlichen Verlaufes nicht möglich.

Kombinierte Therapiemethoden von PDT mit intravitrealem Triamcinolon oder anti-VEGF lassen bessere funktionelle Ergebnisse bei einer geringeren Anzahl an Interventionen erhoffen.

Aktuell bekommt die PDT durch die Einführung neuer Therapiemethoden mit Applikation von intravitrealen Wachstumsfaktorhemmern einen neuen Stellenwert. Allerdings fehlen bis dato Studien über die Effektivität von anti-VEGF bei idiopathischen CNV.

Literatur

1. Treatment of Age-Related Macular Degeneration with Photodynamic Therapy (TAP) Study Group (1999) Photodynamic therapy of subfoveal choroidal neovascularization in age-related macular degeneration with verteporfin: one-year result of 2 randomized clinical trials – TAP report. Arch Ophthalmol 117: 1329–1345
2. Verteporfin in Photodynamic Therapy Study Group (2001) Verteporfin therapy of subfoveal choroidal neovascularization in age-related macular degeneration: two-year result of a randomized clinical trial including lesions with occult with no classic choroidal neovascularization – verteporfin in photodynamic therapy report 2. Am J Ophthalmol 131: 541–560
3. Blinder KJ, Blumenkranz MS, Bressler NM, Bressler SB, Donato G, Lewis H, Lim JI, Menchini U, Miller JW, Mones JM, Potter MJ, Pournaras C, Reaves A, Rosenfeld P, Schachat AP, Schmidt-Erfurth U, Sickenberg M, Singerman LJ, Slakter JS, Strong HA, Virgili G, Williams GA (2003) Verteporfin therapy of subfoveal choroidal neovascularization in pathologic myopia: 2-year results of a randomized clinical trial. VIP report no. 3. Ophthalmology 110: 667–673
4. Mennel S, Barbazetto I, Meyer CH, Peter S, Stur M (2007) Ocular photodynamic therapy – standard applications and new indications. Part 2. Review of the literature and personal experience. Ophthalmologica 221: 282–291
5. Mennel S, Barbazetto I, Meyer CH, Peter S, Stur M (2007) Ocular photodynamic therapy – standard applications and new indications (part 1). Review of the literature and personal experience. Ophthalmologica 221: 216–226
6. Derosa JT, Yannuzzi LA, Marmor M, Fotino M, Sorenson JA, Spaide RF (1995/96) Risk factors for neovascularization in young patients: a case-control study. Doc Ophthalmol 91: 207–222
7. Spaide RF (1999) Choroidal neovascularization in younger patients. Curr Opin Ophthalmol 10: 177–181
8. Cohen SY, Laroche A, Leguen Y, Soubrane G, Coscas GJ (1996). Etiology of choroidal neovascularization in young patients. Ophthalmology 103: 1241–1244
9. Lindblom B, Andersson T (1998) The prognosis of idiopathic choroidal neovascularization in persons younger than 50 years of age. Ophthalmology 105: 1816–1820
10. Ho AC, Yannuzzi LA, Pisicano K, DeRosa J (1995) The natural history of idiopathic subfoveal choroidal neovascularization. Ophthalmology 102: 782–789
11. Mimouni KF, Bressler SB, Bressler NM (2003) Photodynamic therapy with verteporfin for subfoveal choroidal neovascularization in children. Am J Ophthalmol 135: 900–902
12. Harissi-Dagher M, Sebag M, Gauthier D, Marcil G, Labelle P, Arbour JD (2005) Photodynamic therapy in young patients with choroidal neovascularization following traumatic choroidal rupture. Am J Ophthalmol 139: 726–728
13. Giansanti F, Virgili G, Varano M, Tedeschi M, Rapizzi E, Giacomelli G, Menchini U (2005) Photodynamic therapy for choroidal neovascularization in pediatric patients. Retina 25: 590–596
14. Potter MJ, Szabo SM, Ho T (2006) Combined photodynamic therapy and intravitreal triamcinolone for the treatment of myopic choroidal neovascularization in a 13-year-old girl. Graefes Arch Clin Exp Ophthalmol 244: 639–641
15. Postelmans L, Pasteels B, Coquelet P, El Ouardighi H, Verougstraete C, Schmidt-Erfurth U (2004) Severe pigment epithelial alterations in the treatment area following photodynamic therapy for classic choroidal neovascularization in young females. Am J Ophthalmol 138: 803–808

16. Wachtlin J, Behme T, Heimann H, Kellner U, Foerster MH (2003) Concentric retinal pigment epithelium atrophy after a single photodynamic therapy. Graefes Arch Clin Exp Ophthalmol 241: 518–521

17. Sii F, Lee LR (2006) Retinopathy associated with photodynamic therapy for treatment of idiopathic choroidal neovascularization. Clin Experiment Ophthalmol 34: 184–186

18. Mennel S, Peter S, Meyer CH, Thuman G (2006) Effect of photodynamic therapy on the function of the outer blood-retinal barrier in an in vitro model. Graefes Arch Clin Exp Ophthalmol 244: 1015–1021

19. Höh H, Marzelin S, Methlin D (2004) Individualisierung der Behandlungsparameter der PDT. Klin Monatsbl Augenheilkund 221 (Suppl 4): 10

20. Sickenberg M, Schmidt-Erfurth U, Miller JW, Pournaras CJ, Zografos L, Piguet B, Donati G, Laqua H, Barbazetto I, Gragoudas ES, Lane AM, Birngruber R, van den Bergh H, Strong HA, Manjuris U, Gray T, Fsadni M, Bressler NM (2000) A preliminary study of photodynamic therapy using verteporphin for choroidal neovascularisation in pathologic myopia, ocular histoplasmosis syndrome, angioid streaks, and idiopathic causes. Arch Ophthalmol 118: 327–336

21. Muller-Velten R, Michels S, Schmidt-Erfurth U, Laqua H (2003) Photodynamic therapy: extended indication. Ophthalmologe 100: 384–390

22. Spaide RF, Martin ML, Slakter J, Yannuzzi LA, Sorenson J, Guyer DR, Freund KB (2002) Treatment of idiopathic subfoveal choroidal neovascular lesions using photodynamic therapy with verteporfin. Am J Ophthalmol 134: 62–68

23. Chan WM, Lam DS, Wong TH, Lai TY, Kwok AK, Tam BS, Li KK (2003) Photodynamic therapy with verteporfin for subfoveal idiopathic choroidal neovascularization: one-year results from a prospective case series. Ophthalmology 110: 2395–2402

24. Wachtlin J, Wehner A, Heimann H, Foerster MH (2004) Photodynamic treatment with verteporfin for patients with idiopathic choroidal neovascularization. Two-year results. Ophthalmologe 101: 489–495

25. Su ZA, Yao K, Shen J, Jiang JK, Fang XY, Lin JJ, DU XH (2007) Evaluation of photodynamic therapy in idiopathic choroidal neovascularization. Zhonghua Yan Ke Za Zhi 43: 509–513

26. Ruiz-Moreno JM, Montero JA, Arias L, Sanabria MR, Coco R, Silva R, Araiz J, Gomez-Ulla F, Garcia-Layana A (2006) Photodynamic therapy in subfoveal and juxtafoveal idiopathic and postinflammatory choroidal neovascularization. Acta Ophthalmol Scand 84: 743–748

27. Karacorlu M, Karacorlu S, Ozdemir H (2004) Photodynamic therapy in patients with idiopathic choroidal neovascularization. Jpn J Ophthalmol 48: 422–424

28. Lam A, Lee HC, Ho AC, Regillo CD, McNamara JA, Fineman MD (2006) Photodynamic therapy in young patients. Ophthalmic Surg Lasers Imaging 37: 182–189

29. Rogers AH, Duker JS, Nichols N, Baker BJ (2003) Photodynamic therapy of idiopathic and inflammatory choroidal neovascularization in young adults. Ophthalmology 110: 1315–1320

30. Yoo MH, Boo HD, Kim HK (2005) Result of photodynamic therapy for idiopathic subfoveal choroidal neovascularization. Korean J Ophthalmol 19: 264–268

31. Chan WM, Lai TY, Lau TT, Lee VY, Liu DT, Lam DS (2008) Combined photodynamic therapy and intravitreal triamcinolone for choroidal neovascularization secondary to punctate inner choroidopathy or of idiopathic origin: one-year results of a prospective series. Retina 28: 71–80

32. Giovannini A, Neri P, Mercanti L, Bruè C (2007) Photodynamic treatment versus photodynamic treatment associated with systemic steroids for idiopathic choroidal neovascularisation. Br J Ophthalmol 91: 620–623

33. Uemura A, Thomas MA (2000) Visual outcome after surgical removal of choroidal neovascularization in pediatric patients. Arch Ophthalmol 118: 1373–1378

34. Mennel S, Schmidt JC, Meyer CH (2003) Therapeutic strategies in choroidal neovascularizations secondary to angioid streaks. Am J Ophthalmol 136: 580–582

Photodynamische Therapie (PDT) zur Behandlung sekundärer choroidaler Neovaskularisationen (CNV) bei inflammatorischen chororetinalen Erkrankungen

G. Spital, J. Wachtlin

Einleitung

Auftreten sekundärer CNV bei inflammatorischen Erkrankungen. Bei verschiedenen inflammatorischen chororetinalen Erkrankungen kann es zur Bildung einer sekundären choroidalen Neovaskularisation (CNV) kommen. Besonders häufig tritt eine CNV als Komplikation einer Multifokalen Choroiditis mit Panuveitis (MCP), bei Punctate Inner Choriodopathy (PIC) oder Presumed Ocular Histoplasmose Syndrome (POHS) auf. Seltener können auch andere entzündliche Erkrankungsbilder wie z. B. die Akute Posteriore Multifokale Plakoide Pigmentepitheliopathie (APMPPE), serpiginöse Choroiditis, Sarkoidose, Toxoplasmose, Vogt-Kooyanagi-Harada Erkrankung (VKH) usw. hiervon betroffen sein. Prinzipiell kann jede entzündliche chororetinale Läsion am hinteren Augenpol zur Ausbildung einer CNV führen.

Besonderheiten sekundär inflammatorischer CNV. Die CNV entsteht meist am Rande akut entzündlicher oder bereits vernarbter choroidaler Läsionen, gelegentlich auch in bislang unbeteiligten Arealen. Sie weist gegenüber der CNV bei AMD vermehrt entzündliche Zellkomponenten auf und zeigt bei multizentrischem Auftreten oft eine starke Tendenz zur Narbenkonfluenz [3, 4].

Folgen einer sekundären CNV. Bei den drei erstgenannten Erkrankungsbildern kommt es in etwa in einem Drittel der Fälle im Krankheitsverlauf zum Auftreten einer sekundären CNV, wodurch sich gleichzeitig die Visusprognose der betroffenen Augen massiv verschlechtert [1, 2].

Der natürliche Verlauf ist bei diesen Grunderkrankungen nach Auftreten einer CNV zwar besser als bei CNV aufgrund einer AMD, aber dennoch kommt es zu starken Visusverschlechterungen. So kommt es z. B. beim okulären Histoplasmosessyndrom bei ca. 70% der Patienten im Verlauf von 3 Jahren zu einem Visusabfall auf 0,1 oder schlechter. Im Verlauf treten typischerweise auch verschiedene Episoden mit Rezidiven oder Reaktivierung der CNV nach primär erfolgreicher Therapie auf.

Überblick über mögliche Therapieoptionen

Antientzündliche Therapie

Aufgrund des Zusammenhangs der CNV-Entstehung mit der entzündlichen chororetinalen Erkrankung wurden antientzündliche Maßnahmen, wie systemische Kortisongaben, therapeutisch sowohl gegen Fovea-bedrohende Erkrankungsschübe erprobt, wie auch vereinzelt über gewisse Stabilisierung selbst bei manifester CNV unter dieser Therapie berichtet [1, 5, 6]. Vielfach kann die systemische Kortisongabe jedoch ein Wachstum der CNV nicht verhindern, beziehungsweise die choroidale Neovaskularisation entwickelt sich auch nach Abklingen der Inflammation. Selbst durch eine hohe lokale Wirkdosis bei intravitrealer Triamcinoloninjektion kann die Progression der CNV durch die Kortisongabe alleine nicht ausreichend behandelt werden, auch wenn der Stabilisierungseffekt größer zu sein scheint als bei systemischer Gabe [7].

Chirurgische Therapiemaßnahmen und thermische Lasertherapie

In der Regel handelt es sich bei der CNV im Rahmen entzündlicher Grunderkrankungen um eine CNV vom klassischen Typ (Type-2-CNV), d. h., sie ist weitgehend über dem retinalen Pigmentepithel gelegen, was sie für chirurgische wie laserchirurgische Therapiemaßnahmen gut zugänglich erscheinen lässt. Für extrafoveale wie juxtafoveoläre CVN-Lage zeigten bereits die Ergebnisse der Macular Photocoagulation Study Group (MPS) entsprechend gute Behandlungserfolge mit thermischer Lasertherapie [8, 9]. Dieses Verfahren ist jedoch für subfoveoläre CNV-Lage nicht geeignet und bei juxtafoveolärer CNV mit dem nicht unerheblichen Risiko einer direkt therapieinduzierten oder durch ein CNV-Rezidiv bedingten Visusminderung verbunden. Zur Behandlung subfoveolär gelegener CNV wurde zunächst über Erfolge einer subretinalen makulären chirurgischen Membranextraktion berichtet. Die Ergebnisse einer großen prospektiven Studie hierzu (SST-Studie [10, 11]) zeigten jedoch, dass insbesondere aufgrund der hohen Neigung zu CNV-Rezidiven und aufgrund

von Komplikationen dieses Therapieverfahren nur in selten Fällen, z. B. bei assoziierten größeren subretinalen Blutungen, indiziert ist.

Photodynamische Therapie

In den letzten Jahren wurde dann in einer Reihe von Fallserien nahezu übereinstimmend zumindest für kurze und mittlere Follow-up-Dauer (i. d. R. unter 2 Jahre) über gute Therapieergebnisse einer photodynamischen Therapie (PDT) mit Verteporfin bei inflammatorisch bedingter choroidaler Neovaskularisation, sowohl in subfoveolärer als auch in juxtafoveolärer Lage, berichtet [12–19]. Die meisten Autoren beschreiben eine mittlere Visuszunahme zwischen 1 und 3 Zeilen unter der Behandlung, was die PDT-Ergebnisse bei klassischer CNV infolge einer AMD (TAP-Studie) deutlich übertrifft.

Mittlerweile bestätigen auch erste Erfahrungen im Langzeit-Follow-up die gute Wirksamkeit einer PDT bei dieser Indikation [20–27].

PDT im Langzeit-Follow-up – Ergebnisse. Nach unseren Ergebnissen, bei denen insgesamt 70 Augen über teilweise bis zu 4 Jahren nachuntersucht wurden, zeigte sich folgendes stabiles Langzeitergebnis:

Zu den häufigsten eine CNV auslösenden inflammatorischen Grunderkrankungen gehörten das PIC-Syndrom (27%), MCP (33%) und POHS (31%). Die Lage der CNV war in der Mehrheit der Fälle (65%) subfoveolär, in 27% juxtafoveolär und in 5% extrafoveolär. Bei der Gesamtbetrachtung der Augen zeigte sich nach einem Jahr ein mittlerer Visusanstieg um 1,5 ETDRS-Linien mit 1,9 Behandlungen. Nach 4 Jahren betrug der Anstieg 2,1 Linien, wofür im Mittel 2,1 Behandlungen notwendig waren. Bei 35% der Augen war nur eine einzige PDT-Behandlung erforderlich. Augen, die mehr als zwei Behandlungen benötigten, hatten ein signifikant schlechteres funktionelles Ergebnis hinsichtlich mittlerem Visus und dem Anteil der Patienten mit Visusanstieg um 3 oder mehr Linien. Diese guten Ergebnisse decken sich auch mit kleineren Fallserien anderer Autoren [20–26].

Eine prospektive Studie zur PDT bei CNV im Rahmen von POHS zeigt auch nach 48 Monaten noch einen mittleren Visusgewinn von 3 Zeilen

[27, 28]. Vergleicht man die Ergebnisse von Augen, die mit zwei oder weniger PDTs ausreichend behandelt sind, mit denen von Augen, bei denen mehrere Behandlungen erforderlich waren, so zeigt sich, dass in der zweiten Gruppe nur in 12,5% ein Visusanstieg um 3 oder mehr Linien zu verzeichnen war, während die erstgenannte Gruppe in 43,3% einen solchen Anstieg aufwies. Insgesamt verlieren nur etwa 13% der Augen nach PDT-Behandlung mehr als 3 ETDRS-Zeilen.

PDT in der Kombinationsbehandlung. Neben gelegentlich unzureichendem primären Ansprechen auf eine PDT, das sich bei einer 4 Wochen nach der PDT zu empfehlenden klinischen und angiographischen Kontrolle durch Ödempersistenz bzw. Leckage zeigt, kann auch die Neigung zu Rezidiven ein Problem darstellen, und es wird diskutiert, ob eine zusätzliche Kortisongabe, insbesondere intravitreale Triamcinolon-Injektion, in Kombination zur PDT hier eine zusätzliche Verbesserung der Prognose gerade für die nichtansprechenden Patienten oder gegen Rezidive geben kann [29–31]. Insbesondere bei multifokaler Chorioiditis zeigen unsere Erfahrungen, dass je nach Aktivität der Grunderkrankung (erkennbar an einer Zunahme der chorioiditischen Läsionen, Zunahme des Zellbefundes) gelegentlich eine systemische oder intravitreale Kortisongabe additiv bei hoher Entzündungsaktivität erforderlich werden kann. Bei primärem Nichtansprechen auf eine PDT ist alternativ zur Kombination der PDT mit Steroiden auch ein Therapiewechsel auf eine Anti-VEGF-Therapie zu überlegen (s. u.). Eine gute Dokumentation aller Krankheitsläsionen ist wichtig und gelegentlich kann eine zusätzliche ICG-Angiographie zur frühzeitigen Diagnose eines CNV-Rezidives, das wieder mit PDT behandelt werden kann, sinnvoll sein.

Anti-VEGF-Therapie

Bezüglich einer möglichen Behandlungsalternative zur PDT-Therapie durch primäre Applikation intravitreal applizierter Anti-VEGF-Präparate gibt es derzeit nur erste Kurzzeit-Follow-up-Beobachtungen [32–35]. In Nachbeobachtungszeiten bis maximal zu einem halben Jahr werden auch mit dieser Therapie zumindest initial im Mittel Visusanstiege beschrieben, die zwischen 1,5 und 3 Zeilen liegen. Unbedingt muss in diesem Falle bei den häufig weiblichen jungen Patientinnen auf eine effektive Kontrazeption geachtet werden. Auch wird vereinzelt über eine fraglich entzündungsfördernde Wirkung von Anti-VEGF-Präparaten berichtet [36].

Schlussfolgerungen und aktuelle Therapieempfehlungen

Aufgrund des oben zusammengefassten derzeitigen Erfahrungsstandes empfehlen wir bei sub-/juxtafoveolärer und extrafoveolärer Lage einer sekundären CNV im Rahmen der o. g. inflammatorischen Erkrankungen primär die Durchführung einer Photodynamischen Therapie mit Verteporfin.

Danach sollte eine sorgfältige Verlaufsbeobachtung schon nach 3–4 Wochen zeigen, ob es zu einem angiographischen, morphologischen und funktionellen Ansprechen der Therapie gekommen ist. Bei weiterer CNV-Aktivität (Leckage/Progredienz in der Angiographie) bzw. persistierendem Ödem sind zusätzliche Maßnahmen, wie eine additive intravitreale Triamcinolon-Injektion oder eine Anti-VEGF-Therapie, zu erwägen und diese zeigen nach ersten eigenen Kurzzeiterfahrungen dann gute Ergebnisse.

Ein mögliches Rezidiv einige Monate nach der PDT spricht nach den vorliegenden Erfahrungen auf eine weitere PDT meist ebenfalls gut an. Auch hier sollte in unseren Augen zunächst eine kurzfristige Kontrolle erfolgen und dann, wie bei Ersttherapie, gegebenenfalls kurzfristig eine intravitreale Anti-VEGF-Therapie oder additive intravitreale Triamcinolon-Gabe durchgeführt werden. Eine kombinierte Therapie erfolgt dann in der Vorstellung, das Risiko weiterer Rezidive zu mindern [7, 31, 32], da mit zunehmender Rezidivhäufigkeit die Prognose schlechter wird.

Eine primäre thermische Lasertherapie erscheint uns derzeit lediglich aus Kostengründen in vereinzelten Fällen bei deutlich extrafoveolär gelegener CNV alternativ überlegenswert, wir würden jedoch wenn möglich eine PDT bevorzugen, da sich nach einer PDT in diesen Fällen bei uns bislang keine zentralen Rezidive zeigten.

Submakuläre chirurgische Maßnahmen kommen im Falle besonderer Komplikationen, wie großer subretinaler Begleitblutungen, zur Anwendung.

Zusammenfassung der Therapieempfehlungen. Zusammenfassend empfehlen wir, zur Behandlung sekundärer choroidaler Neovaskularisationen im Rahmen inflammatorischer chororetinaler Erkrankungen, primär eine PDT durchzuführen und würden dies auch bei Rezidiven nach primär erfolgreicher PDT empfehlen (in diesem Falle evtl. auch direkt kombiniert mit einer intravitrealen Kortisongabe).

In jedem Falle sollte postinterventionell, nach einer PDT bei sekundärer CNV im Rahmen inflammatorischer chororetinaler Erkrankungen, stets engmaschig kontrolliert werden, um im Falle eines Nichtansprechens 3–4 Wochen nach der PDT ergänzend eine Anti-VEGF-Therapie oder eine additive intravitreale Triamcinolon-Injektion durchzuführen.

Zusammenfassung

Bei verschiedenen inflammatorischen chororetinalen Erkrankungen (z. B. POHS, MCP, PIC) kann es zur Entstehung einer sekundären CNV kommen, was die Visusprognose entscheidend verschlechtert. Zur Therapie der i. d. R. klassischen CNV gibt es bei diesen seltenen Erkrankungen im Gegensatz zur CNV bei AMD oder Myopie nur begrenzte Erfahrungen. Bisherige Ergebnisse zeigen, dass mittels immunsuppressiver Maßnahmen allein das CNV-Wachstum nicht effektiv verhindert wird. Thermische Laserkoagulation und submakuläre chirurgischer Maßnahmen sind bis auf begrenzte Indikationen verlassen worden.

Die Photodynamische Therapie (PDT) mit Verteporfin, zu der zurzeit die größte Erfahrung vorliegt, ist unabhängig von der Lokalisation der CNV in der Lage, eine gute Stabilisierung mit überwiegendem Visusanstieg und wenigen Behandlungen in Nachbeobachtungszeiträumen bis zu 2 Jahren zu erreichen.

Eigene Daten zum Langzeit-Follow-up bei 70 untersuchten Augen (27% PIC; 33% MCP; 30% POHS; 10% anderweitige posteriore Uveitiden)

bestätigen auch für längere Nachbeobachtungszeiträume (4 Jahre) die gute Wirksamkeit der PDT: mittlerer Visusanstieg nach 1 Jahr +1,5 ETDRS-Zeilen (1,9-mal PDT) und nach 4 Jahren +2,1 ETDRS-Zeilen (2,1-mal PDT). Dabei benötigten 35% der Augen nur einmal eine PDT.

Im Falle erhöhter CNV-Rezidivneigung bzw. bei mehr als zweimal erforderlicher PDT sank das Visusresultat signifikant. Jedoch nur bei insgesamt 13% betrug der Visusverlust > 3 ETDRS-Zeilen. Für diese Fälle könnte eine Anti-VEGF-Therapie trotz bislang unzureichender klinischer Erfahrungen eine Alternative darstellen.

Angesichts der übereinstimmend positiven Erfahrungen ist die PDT derzeit bei sekundärer CNV im Rahmen inflammatorischer chororetinaler Erkrankungen als effektive primäre Therapie unabhängig von der CNV-Lage zu empfehlen. Notwendig ist eine frühzeitige Kontrolle 4 Wochen nach PDT und im Falle primärer Therapieresistenz oder wiederholter Rezidive kann ein kombiniertes Vorgehen mit zusätzlicher intravitrealer Triamcinolon- oder Anti-VEGF-Gabe erforderlich sein. Bei gleichzeitiger hoher Entzündungsaktivität muss auch eine begleitende systemische immunsupprimierende Therapie erwogen werden.

Fallbeispiele

Fall 1: 58 Jahre, weiblich, Multifokale Chorioiditis mit Panuveitis (MCP)

Bei der Patientin besteht seit 3 Monaten eine Symptomatik mit Metamorphopsien am rechten Auge. Klinisch imponieren narbige, teilweise pigmentierte Läsionen und eine frische Blutung (◘ Abb. 3.1a). Weiterhin auffällig sind die RPE-Veränderungen peripapillär. Der Visus beträgt 0,3. Fluoreszenzangiographisch zeigt sich im Bereich zwischen den beiden älteren Narben eine CNV mit Aktivität (◘ Abb. 3.1b,c).

Drei Jahre nach Beginn der PDT-Behandlung zeigt sich ein stabiler Befund mit einem Visus von 0,5 (◘ Abb. 3.2a–c). Insgesamt waren in diesem Zeitraum 4 PDT-Behandlungen wegen Rezidiven nach primär trockener Situation nach Behandlung durchgeführt worden.

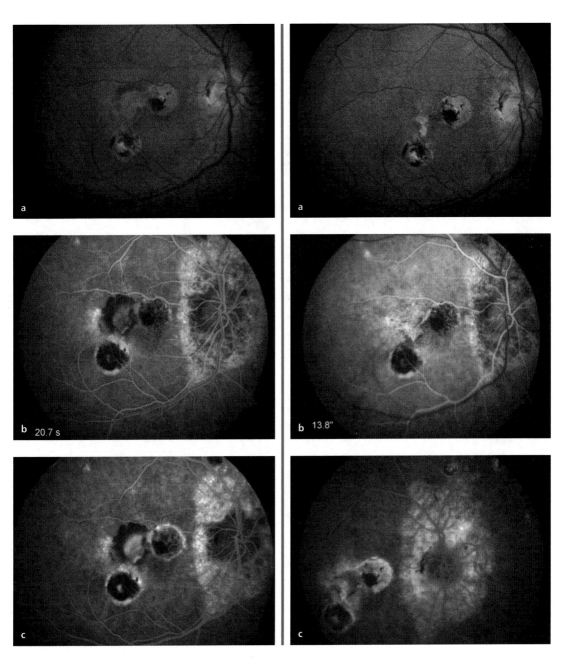

Abb. 3.1a–c

Abb. 3.2a–c

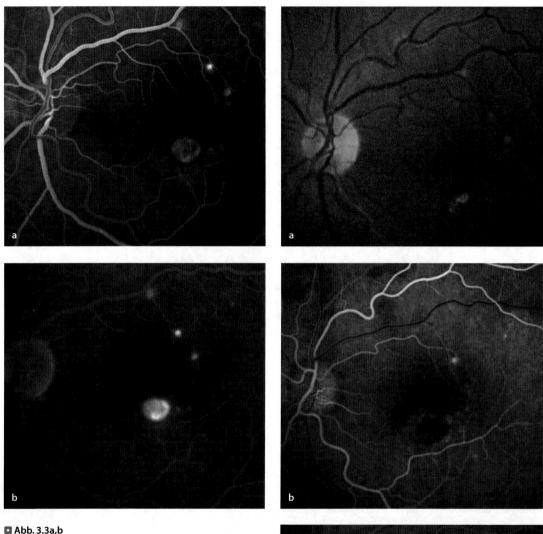

◘ Abb. 3.3a,b

Fall 2: 23 Jahre, weiblich, Punctate Inner Choriodopathy (PIC-Syndrom)

Bei der 23-jährigen Patientin bestehen seit 3 Tagen Beschwerden mit Visusabfall auf 0,2. Die Angiographie zeigt mehrere hyperfluoreszente Spots, von denen nur der große Leckage und blutungsbedingte Blockade im Randbereich im Sinne einer CNV zeigt (◘ Abb. 3.3a,b). Typisch für das PIC Syndrom sind die kleinen Veränderungen, die teilweise hyper-, teilweise hypofluoreszent sind und sich in ihrer angiographischen Erscheinung verändern können.

◘ Abbildung 3.4a zeigt den klinischen Befund 3 Monate nach PDT. Der Visus ist auf 1,0 ange-

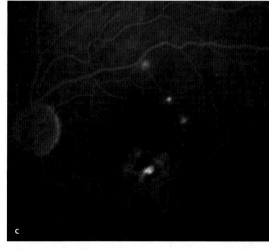

◘ Abb. 3.4a–c

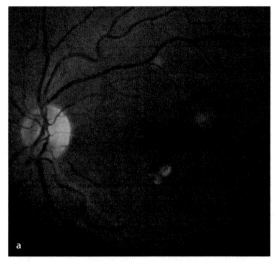

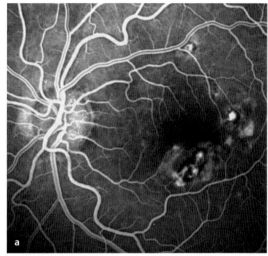

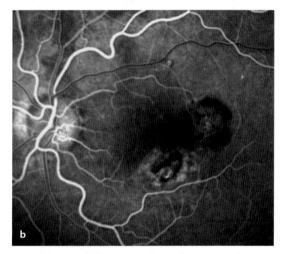

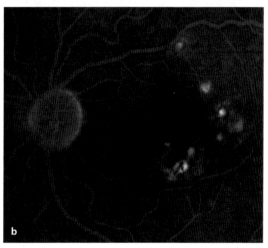

Abb. 3.6a,b

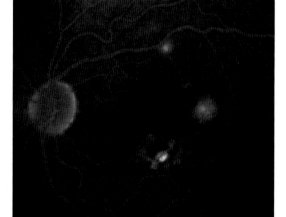

Abb. 3.5a–c

stiegen, es bestehen leichte Fensterdefekte im RPE im Bereich der ehemaligen Leckage (**Abb. 3.4b,c**) ohne Leckage.

Neun Monate nach Behandlung kommt es zu einer erneuten Visusstörung mit klinisch sichtbarer Blutung (**Abb. 3.5a**) und einem leichten Visusabfall auf 0,8 aufgrund einer juxta- bis extrafoveal gelegenen CNV mit Leckage (**Abb. 3.5b,c**). Es handelt sich hier um eine zweite neue CNV, die aus dem in **Abb. 3.3** sichtbaren kleinen hyperfluoreszenten Spot entstanden ist und kein Randrezidiv darstellt.

Vierundzwanzig Monate nach der ersten PDT-Behandlung besteht ein stabiler Befund mit Visus von 1,0 und Staining der narbigen Veränderungen (**Abb. 3.6a,b**)

Literatur

1. Brown J Jr, Folk JC, Reddy CV, Kimura AE (1996) Visual prognosis of multifocal choroiditis, punctate inner choroidopathy, and the diffuse subretinal fibrosis syndrome. Ophthalmology 103: 1100–1105
2. Olk RJ, Burgess DB, McCormick PA (1984) Subfoveal and juxtafoveal subretinal neovascularization in the presumed ocular histoplasmosis syndrome. Visual prognosis. Ophthalmology 91: 1592–1602
3. Saxe SJ, Grossniklaus HE, Lopez PF, Lambert HM, Sternberg P Jr, L'Hernault N (1993) Ultrastructural features of surgically excised subretinal neovascular membranes in the ocular histoplasmosis syndrome. Arch Ophthalmol 111: 88–95
4. O'Toole L, Tufail A, Pavesio C (2005) Management of choroidal neovascularization in uveitis. Int Ophthalmol Clin 45: 157–177
5. Flaxel CJ, Owens SL, Mulholland B, Schwartz SD, Gregor ZJ (1998) The use of corticosteroids for choroidal neovascularisation in young patients. Eye 12: 266–272
6. Dees C, Arnold JJ, Forrester JV, Dick AD (1998) Immunosuppressive treatment of choroidal neovascularization associated with endogenous posterior uveitis. Arch Ophthalmol 116: 1456–1461
7. Rechtman E, Allen VD, Danis RP, Pratt LM, Harris A, Speicher MA (2003) Intravitreal triamcinolone for choroidal neovascularization in ocular histoplasmosis syndrome. Am J Ophthalmol 136: 739–741
8. Macular Photocoagulation Study Group (1994) Laser photocoagulation for juxtafoveal choroidal neovascularization. Five-year results from randomized clinical trials. Arch Ophthalmol 112: 500–509
9. Macular Photocoagulation Study Group (1989) Persistent and recurrent neovascularization after krypton laser photocoagulation for neovascular lesions of ocular histoplasmosis. Arch Ophthalmol 107: 344–352
10. Hawkins BS, Bressler NM, Bressler SB et al. (2004) Surgical removal vs. observation for subfoveal choroidal neovascularization, either associated with the ocular histoplasmosis syndrome or idiopathic: I. Ophthalmic findings from a randomized clinical trial: Submacular Surgery Trials (SST) Group H Trial: SST Report No. 9. Arch Ophthalmol 122: 1597–1611
11. Hawkins BS, Miskala PH, Bass EB et al. (2004) Surgical removal vs observation for subfoveal choroidal neovascularization, either associated with the ocular histoplasmosis syndrome or idiopathic: II. Quality-of-life findings from a randomized clinical trial: SST Group H Trial: SST Report No. 10. Arch Ophthalmol 122: 1616–1628
12. Spaide RF, Freund KB, Slakter J, Sorenson J, Yannuzzi LA, Fisher Y (2002) Treatment of subfoveal choroidal neovascularization associated with multifocal choroiditis and panuveitis with photodynamic therapy. Retina 22: 545–549
13. Leslie T, Lois N, Christopoulou D, Olson JA, Forrester JV (2005) Photodynamic therapy for inflammatory choroidal neovascularisation unresponsive to immunosuppression. Br J Ophthalmol 89: 147–150
14. Busquets MA, Shah GK, Wickens J et al. (2003) Ocular photodynamic therapy with verteporfin for choroidal neovascularization secondary to ocular histoplasmosis syndrome. Retina 23: 299–306
15. Liu JC, Boldt HC, Folk JC, Gehrs KM (2004) Photodynamic therapy of subfoveal and juxtafoveal choroidal neovascularization in ocular histoplasmosis syndrome: a retrospective case series. Retina 24: 863–867
16. Shah GK, Blinder KJ, Hariprasad SM et al. (2005) Photodynamic therapy for juxtafoveal choroidal neovascularization due to ocular histoplasmosis syndrome. Retina 25: 26–32
17. Chatterjee S, Gibson JM (2003) Photodynamic therapy: a treatment option in choroidal neovascularisation secondary to punctate inner choroidopathy. Br J Ophthalmol 87: 925–927
18. Ruiz-Moreno JM, Montero JA, Arias L et al. (2006) Photodynamic therapy in subfoveal and juxtafoveal idiopathic and postinflammatory choroidal neovascularization. Acta Ophthalmol Scand 84: 743–748
19. Rogers AH, Duker JS, Nichols N, Baker BJ (2003) Photodynamic therapy of idiopathic and inflammatory choroidal neovascularization in young adults. Ophthalmology 110: 1315–1320
20. Wachtlin J, Heimann H, Behme T, Foerster MH (2003) Long-term results after photodynamic therapy with verteporfin for choroidal neovascularizations secondary to inflammatory chorioretinal diseases. Graefes Arch Clin Exp Ophthalmol 241: 899–906
21. Gerth C, Spital G, Lommatzsch A, Heiligenhaus A, Pauleikhoff D (2006) Photodynamic therapy for choroidal neovascularization in patients with multifocal choroiditis and panuveitis. Eur J Ophthalmol 16: 111–118
22. Lipski A, Bornfeld N, Jurklies B (2008) Photodynamic therapy with verteporfin in pediatric and young adult patients: long-term treatment results of choroidal neovascularisations. Br J Ophthalmol 92: 655–660
23. Mauget-Faysse M, Mimoun G, Ruiz-Moreno JM et al. (2006) Verteporfin photodynamic therapy for choroidal neovascularization associated with toxoplasmic retinochoroiditis. Retina 26: 396–403
24. Parodi MB, Iacono P, Spasse S, Ravalico G (2006) Photodynamic therapy for juxtafoveal choroidal neovascularization associated with multifocal choroiditis. Am J Ophthalmol 141: 123–128
25. Postelmans L, Pasteels B, Coquelet P et al. (2005) Photodynamic therapy for subfoveal classic choroidal neovascularization related to punctate inner choroidopathy (PIC) or presumed ocular histoplasmosis-like syndrome (POHS-like). Ocul Immunol Inflamm 13: 361–366
26. Nowilaty SR, Bouhaimed M (2006) Photodynamic therapy for subfoveal choroidal neovascularisation in Vogt-Koyanagi-Harada disease. Br J Ophthalmol 90: 982–986
27. Rosenfeld PJ, Saperstein DA, Bressler NM et al. (2004) Photodynamic therapy with verteporfin in ocular histo-

plasmosis: uncontrolled, open-label 2-year study. Ophthalmology 111: 1725–1733

28. Saperstein DA, Rosenfeld PJ, Bressler NM et al. (2006) Verteporfin therapy for CNV secondary to OHS. Ophthalmology 113: 2371 e1–3

29. Chan WM, Lai TY, Lau TT, Lee VY, Liu DT, Lam DS (2008) Combined photodynamic therapy and intravitreal triamcinolone for choroidal neovascularization secondary to punctate inner choroidopathy or of idiopathic origin: one-year results of a prospective series. Retina 28: 71–80

30. Fong KC, Thomas D, Amin K, Inzerillo D, Horgan SE (2008) Photodynamic therapy combined with systemic corticosteroids for choroidal neovascularisation secondary to punctate inner choroidopathy. Eye 22: 528–533

31. Hogan A, Behan U, Kilmartin DJ (2005) Outcomes after combination photodynamic therapy and immunosuppression for inflammatory subfoveal choroidal neovascularisation. Br J Ophthalmol 89: 1109–1111

32. Chan WM, Lai TY, Liu DT, Lam DS (2007) Intravitreal bevacizumab (avastin) for choroidal neovascularization secondary to central serous chorioretinopathy, secondary to punctate inner choroidopathy, or of idiopathic origin. Am J Ophthalmol 143: 977–983

33. Adan A, Mateo C, Navarro R, Bitrian E, Casaroli-Marano RP (2007) Intravitreal bevacizumab (avastin) injection as primary treatment of inflammatory choroidal neovascularization. Retina 27: 1180–1186

34. Adan A, Navarro M, Casaroli-Marano RP, Ortiz S, Molina JJ (2007) Intravitreal bevacizumab as initial treatment for choroidal neovascularization associated with presumed ocular histoplasmosis syndrome. Graefes Arch Clin Exp Ophthalmol 245: 1873–1875

35. Schadlu R, Blinder KJ, Shah GK et al. (2008) Intravitreal bevacizumab for choroidal neovascularization in ocular histoplasmosis. Am J Ophthalmol 145: 875–878

36. Bakri SJ, Larson TA, Edwards AO (2008) Intraocular inflammation following intravitreal injection of bevacizumab. Graefes Arch Clin Exp Ophthalmol 246: 779–781

Photodynamische Therapie bei solitärem choroidalen Hämangiom

B. Jurklies, N. Bornfeld

Einleitung

Die Therapieoptionen verschiedener vaskulärer Läsionen der Choriokapillaris, der Aderhaut und der Netzhaut wurden durch die photodynamische Therapie (PDT) erheblich erweitert. Dies gilt auch für die beobachteten Effekte bei der Behandlung choroidaler Hämangiome mit einer PDT. Verglichen mit den bisherigen Therapieansätzen, stand erstmals ein relativ selektives Verfahren mit überwiegender Wirksamkeit im Bereich der zu behandelnden Läsion und der Choroidea unter relativer Schonung unmittelbar benachbarter retinaler Strukturen zur Verfügung. Diese relative Selektivität ist besonders bei der Behandlung subfoveal gelegener Läsionen von Bedeutung. Während seit der Erstbeschreibung der Behandlung eines choroidalen Hämangioms mit einer PDT [2] die Wirksamkeit in mehreren klinischen Studien und Fallserien beobachtet wurde, gab es bezüglich des Zeitpunktes und der Parameter zum Teil unterschiedliche Behandlungsmodalitäten. Im Folgenden soll auf die Effekte der PDT mit Verteporfin bei der Behandlung des umschriebenen, solitären choroidalen Hämangiomes unter Berücksichtigung der klinischen Merkmale eingegangen werden. Aufgrund der geringen Inzidenz des symptomatischen choroidalen Hämangiomes dürften zumindest in naher Zukunft großangelegte multizentrische, randomisierte und vergleichende Studien unwahrscheinlich sein. Die publizierten Daten der Fallserien geben jedoch schon wichtige Hinweise über den Effekt der PDT beim choroidalen Hämangiom. Die Berücksichtigung dieser Ergebnisse ist von Bedeutung, um bestmögliche therapeutische Effekte erzielen zu können und die Erwartungen sowohl des Patienten als auch des Therapeuten an die PDT bestmöglich erfüllen zu können.

Klinische Merkmale des solitären choroidalen Hämangioms

Choroidale Hämangiome (CHH) repräsentieren relativ seltene, benigne, kongenitale Tumore. Da diese entweder als Zufallsbefund oder nur bei Auftreten einer Symptomatik diagnostiziert werden, ist die tatsächliche Inzidenz unbekannt. Shields et al. [35] betreuten über einen Zeitraum von 26 Jahren 200 Patienten mit solitärem CHH, während im gleichen Zeitraum 10.000 Patienten mit einem Aderhautmelanom diagnostiziert wurden. Von Bedeutung ist die differentialdiagnostische Abgrenzung zu anderen, intraokularen Tumoren (Aderhautmelanom, Metastase, Lymphom), dem Osteom, einer nodulären Skleritis oder einer chronischen zentral-serösen Chorioretinopathie. CHH können als vaskuläres Hamartom diffus, im Rahmen eines Sturge-Weber-Syndroms oder umschrieben auftreten, wobei sich das »Wachstum« durch eine venöse Kongestion der kavernösen oder kapillären Gefäßkonvolute und nicht etwa durch eine Zellproliferation der Endothelzellen des Aderhauthämagniomes vollziehen dürfte [45]. Symptome, wie Visusminderung, Metamorphopsien, Skotome oder eine zunehmende Hyperopie, korrelieren in der Regel mit einer Exsudation mit Ausbildung einer exsudativen Ablatio oder eines Makulaödems infolge der venösen Kongestion [35]. Mit zunehmender Dauer des Bestehens der Exsudation können subretinale Fibrosierungen, ein zystoides Makulaödem und schisisartige Veränderungen der Netzhaut auftreten [35]. »Asymptomatische« CHH gehen bei zentraler Lage nicht selten mit einer schon »immer« bestehenden, unilateralen Visusminderung, einer diagnostizierten »Ambylopie«, Hyperopie und Anisometropie einher, ohne dass vonseiten des Patienten ein besonderer Leidensdruck aufgrund fehlender akuter Veränderungen besteht.

Klinisch imponiert das solitäre CHH (◘ Abb. 4.1) immer unilateral als orange-roter Tumor der Aderhaut, mit ähnlicher Farbintensität wie gesunde Aderhautanteile, der nicht selten Hyperpigmentierungen und Hyperplasien des retinalen Pigmentepithels (RPE) auf und am Rande des Tumors aufweist und immer zentral des Äquators mit Prädisposition am hinteren Pol lokalisiert ist [35]. Echographisch lässt sich eine solide, hochreflektive Läsion erkennen. Charakteristische Befunde zeigen sich in der Fluoreszeinangiographie (◘ Abb. 4.1) in Form konvolutartiger, aus der Aderhaut gefüllter Gefäße in der präarteriellen bzw. sehr frühen arteriellen Phase mit Hyperfluoreszenzen und Leckagen im Verlauf sowie Abnahme der Hyperfluoreszenz in der Spätphase. In der ICG-Angiographie lässt sich eine umschriebene Hyperfluoreszenz (Frühphase), gefolgt von einer Hypofluoreszenz, umgeben von einem ringförmigen »Staining« (Spätphase), erkennen [31, 34, 35].

Therapieoptionen bei solitärem choroidalen Hämangiom

Therapiemöglichkeiten außerhalb der PDT

Ziel der Therapie sollte eine Stabilisierung oder Verbesserung der Sehschärfe mit Beseitigung der Exsudation und bestmöglicher Minimierung der Symptome sein. Es herrscht Konsens darüber, dass lediglich symptomatische Aderhauthämangiome behandelt werden müssen [13, 35, 41]. Unbehandelt können im Falle einer Progredienz ein Sekundärglaukom mit Totalablatio, Sehverlust und Verlust des Auges die Folge sein [45].

Vor Überprüfung der Wirksamkeit der PDT wurden zahlreiche Therapieoptionen zur Behandlung des CHH angewendet: Laserkoagulation [1, 27, 35], transpupillare Thermotherapie (TTT), Brachytherapie, perkutane Strahlentherapie [25, 28], Protonentherapie [10, 11, 18, 48] und »Gamma Knife« [16]. Alle Methoden haben ihre Grenzen in der Behandlung des CHH.

Die Anwendung der Laserkoagulation zeigte Erfolgsraten von 50% [27] und 100% [1], wobei eine Persistenz bzw. Rezidive der Exsudation in 38% [35] bzw. 50% [27] beobachtet wurden (◘ Abb. 4.2). Der Visus verbesserte sich bei 21%, stabilisierte sich bei 53% und verschlechterte sich bei 27% der 71 Patienten infolge einer Laserkoagulation [1]. Eine Stabilisierung oder Verbesserung der Sehschärfe war bei 74% [1] bzw. 71% [35] zu erreichen. Jedoch wiesen auch 38% [1] bis 68% [27] nach der Behandlung einen Visus < 0,1 auf. Nicht selten erforderte die Laserbehandlung mehrere Sitzungen und war zur Behandlung subfovealer Läsionen nicht gut geeignet.

Die TTT wurde in kleinen Fallserien angewendet mit Erfolgsquoten von bis zu 60% [4, 5]. Eine Analyse bisher publizierter Daten zeigte bei 77% einen Anstieg und bei 23% eine Stabilisierung der Sehschärfe, verbunden mit einer kompletten Regression bei 42% der Fälle in einem Beobach-

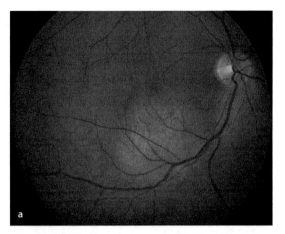

Abb. 4.1a–e. Solitäres Aderhauthämangiom: Fundus (**a**) und Phasen der Fluoreszeinangiographie mit der Darstellung konvolutartiger aus der Aderhaut gefüllter Gefäße in der Frühphase (**b,c**), punktförmiger Hyperfluoreszenzen (**d**) und im weiteren Verlauf Abnahme der Hyperfluoreszenz in den späten Phasen (**e**)

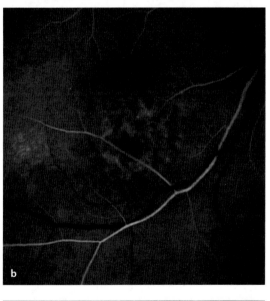

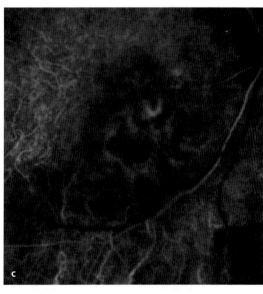

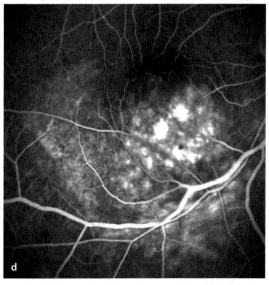

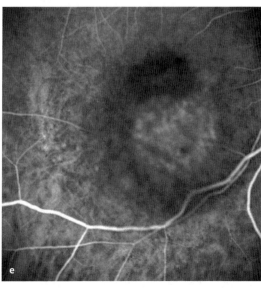

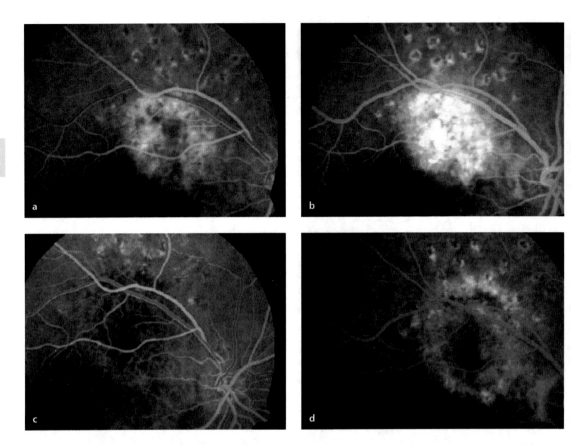

☐ **Abb. 4.2a–d.** Symptomatisches solitäres Aderhauthämangiom trotz erfolgter Laserkoagulation: Frühphasen und spätere Phasen der Fluoreszeinangiographie vor PDT (**a,b**) und 3 Monate nach PDT (**c,d**)

tungszeitraum von 2–44 Monaten [8]. Komplikationen sind Nervenfaserbündeldefekte, retinale Gefäßokklusionen, Fibrosierungen, ein zystoides Makulaödem und ein weiterer Visusabfall [4, 8, 35], so dass diese Methode ebenfalls nicht zur Behandlung subfovealer Läsionen geeignet ist.

Mit der Brachytherapie (Cobalt-60-, Ruthenium/Ruthenium-106-, Iod-125-Applikatoren) wurde eine Remissionsrate der Exsudation von bis zu 100% [47] verbunden mit einer Verbesserung oder Stabilisierung der Sehschärfe bei 53% [35] beobachtet. Jedoch hatten nach Cobalt-Applikator-Therapie 52% einen Visus < 0,4 [47]. Nachteile und Komplikationen sind die Ausbildung einer Strahlennarbe mit Atrophie, subretinale Fibrose, mögliche radiogene Retino- und Optikopathien sowie die Notwendigkeit von zwei operativen Eingriffen. Auch hier dürften subfoveale, papillen- und makulanahe Läsionen im Falle einer Behandlung mit

dem Risiko einer irreversiblen Beeinträchtigung des Visus- und der Sehfunktion aufgrund der geringen Selektivität der Applikatoren einhergehen.

Unterschiedliche Ergebnisse wurden mit der Protonentherapie bei CHH berichtet: Während bei 90% [11] bis zu 100% [10, 48] der behandelten Patienten eine Resorption der subretinalen Flüssigkeit beobachtet wurde, konnten andere Autoren keine signifikanten Effekte [18] bzw. keinen Vorteil im Vergleich zu Photonen [11] erkennen. Eine milde radiogene Retinopathie oder Optikopathie wurde bei 30% bzw. 40% der Patienten beobachtet [11]. Durch Anwendung einer geringeren Dosis (16,4–18,2 Gy), fraktioniert in 4 Sitzungen, konnten radiogene Komplikationen verhindert sowie ein Rückgang der Exsudation mit Anlage der Netzhaut erreicht werden [48].

Limitierend für die Anwendung dürften die teilweise erheblichen Unterschiede in den Ergebnissen der Literatur, das Aufbringen von Clips im Rahmen einer Operation vor der Behandlung und die relativ hohen Kosten sein.

Die perkutane Strahlentherapie des CHH erfolgte mit einer fraktionierten Dosis von 20 Gy bewirkte bei 63% eine komplette und bei 27% der Patienten eine inkomplette Resorption der subretinalen Exsudation. Bei jeweils 39% der Patienten konnte ein Anstieg bzw. eine Stabilisierung der Sehschärfe über einen mittleren Beobachtungszeitraum von 4,5 Jahren beobachtet werden [28]. Es zeigte sich jedoch lediglich bei 22% ein Visus von ≥0,5. Nach längerem Verlauf wurde teilweise eine fibröse Metaplasie beobachtet [28], während in einer weiteren Studie mit 10 Patienten über einen Zeitraum von 0,4–8,8 Jahren keine Komplikationen beobachtet wurden [25].

Positive Effekte in Form einer Resorption der subretinalen Exsudation, eines Visusanstiegs und einer Abnahme der Tumordicke wurden über einen Zeitraum von 18–36 Monaten nach Gammaknife-Behandlung berichtet [16]. Allerdings dürfte hier eine abschließende Bewertung bei einer Fallzahl von 3 Patienten noch nicht möglich sein.

Bisher sind zumindest nach der Anwendung der perkutanen Strahlentherapie bei CHH keine Zweittumoren beobachtet worden. Die Dosis von 20 Gy liegt zwar unter der für die Entwicklung einer Retino- oder Optikopathie erforderlichen Dosis von 30–40 Gy. Bei der Wahl der Therapie sollte jedoch unabhängig von den teilweise beobachteten Therapieerfolgen bei allen Formen der radiogenen Therapie ein sicherlich dosisabhängiges, erhöhtes theoretisches Risiko für Komplikationen, wie Katarakt, Retinopathie, Makulopathie, Optikopathie sowie induzierte Malignome bedacht werden [6].

PDT mit Verteporfin

PDT-Wirkmechanismen

Seit der Erstbeschreibung der Wirksamkeit einer PDT bei solitärem CHH [2], wird die PDT von mehreren Autoren inzwischen als Therapie der ersten Wahl empfohlen [13, 22]. Im Vergleich zu o. g. Therapieoptionen stellt die PDT ein sehr gut geeignetes Therapiekonzept zur Therapie des solitären CHH, insbesondere bei subfovealen Lä-

sionen dar: Im Gegensatz zur TTT und Laserkoagulation handelt sich um ein nichtthermisches, photochemisches Verfahren, das ein zweistufiges Prozedere bedingt, um Wirksamkeit im vaskulären Komplex entfalten zu können [12a]. Nach der Verabreichung des Photosensibilisators (Verteporfin) wird dieser erst durch die Beleuchtung des zu behandelnden Areals mit Licht spezifischer Wellenlänge, das dem Absorptionsmaximum des Photosensibilisators entspricht, aktiviert, und eine Sequenz photochemischer und photobiologischer Effekte induziert. Diese Reaktionen erfordern die Anwesenheit von Sauerstoff im Zielgewebe (photodynamische Reaktion).

Die relative Selektivität der PDT beruht in erster Linie auf einer Akkumulation des Photosensibilisators im Zielgewebe und der Beleuchtung (nur) des Zielgewebes mit Licht spezifischer Wellenlänge, die dem Absorptionsmaximum des Photosensibilisators entspricht. Auf vaskulärer Ebene stellen die Anlagerung des Photosensibilisators an das Endothel, die Ausschüttung thrombogener Faktoren, die Schädigung des Endothels durch freie Radikale und durch oxidative Mechanismen sowie die Ausbildung einer Photothrombose die wesentlichen Wirkmechanismen der PDT dar (◘ Abb. 4.3). Es besteht eine relative Selektivität innerhalb der Choroidea zugunsten des pathologischen Areals (CHH, CNV) und, verglichen mit der Laserkoagulation oder TTT, relativ geringen Beeinträchtigung der über dem CHH liegenden Netzhautanteile [29]. Im Gegensatz zu Neovaskularisationen, die zur Therapie idealerweise die Hemmung des angiogenen Stimulus benötigen, sind CHH histopathologisch als kapilläre oder kavernöse Gefäßkonvolute mit regelrechtem Endothelzellverband charakterisiert. Die Wirksamkeit der PDT beim CHH dürfte mehr durch die Charakteristika der Perfusion und der langsameren Perfusion mit relativ längerer Verweildauer des Photosensibiliators in Tumor- und neovaskulären Gefäßen und weniger durch die verstärkte Expression von LDL-Rezeptoren bedingt sein [31]. Zudem hat sich ein dosisabhängiger Effekt auf kleinere und größere Gefäße der Choroidea gezeigt [29]. Interessanterweise zeigen sich im Gegensatz zu den Effekten der PDT bei CNV bisher keine Rezidive nach einmal erfolgreicher PDT-Behand-

PDT Prinzip

selektive Anlagerung zur gezielten Therapie

↓

Schädigung endothelialer Zellmembranen
vaskuläre Leckage; thrombogene Faktoren

↓

Intravasale Photothrombose

Abb. 4.3. Mechanismus der PDT mit Verteporfin

lung. Dies stellt die PDT mit Verteporfin auch bei subfovealen choroidalen Hämangiomen als ideale Behandlungsmethode dar.

Effekte der PDT auf die Sehfunktion

Die Studien mit den größten Fallserien mit 15 [31] und 19 [13] zeigten bei 87% [31] bzw. 73% [13] eine Visusverbesserung. Eine Verbesserung der Sehschärfe um mehr als 2 Zeilen infolge der PDT konnte bei 66% [31] bzw. 42% [13] beobachtet werden. Dabei handelte es sich bei 21% [13] um vorbehandelte Patienten, mit ungünstigerer Ausgangssituation (Abb. 4.2).

Inzwischen wurden die Ergebnisse von 141 Patienten mit symptomatischem solitären CHH von unterschiedlichen Zentren in mehreren Fallserien publiziert (Tabelle 4.1).

33–100% der Patienten der jeweiligen Studien hatten infolge der PDT-Behandlung einen Anstieg der Sehschärfe. Bei Berücksichtigung von Fallserien mit mindestens 4 Patienten konnten mindestens 55% mit einem Anstieg der Sehschärfe rechnen. 12,5–100% der Patienten hatten eine Stabilisierung der Sehschärfe nach erfolgter PDT im Vergleich zum Ausgangsbefund. 5–33% der Patienten mussten mit einer Verschlechterung der Sehschärfe rechnen. Bei Berücksichtigung der Publikation mit mindestens 4 Patienten, kam es bei maximal 25% zu einer Abnahme der Sehschärfe. Von den 141 in der Literatur publizierten Patienten mit solitärem CHH konnte bei 108 (76,6%) ein Anstieg und bei 25 (17,7%) eine Stabilisierung der Sehschärfe erreicht werden.

Lediglich bei 8 (5,7%) Patienten (Tabelle 4.1) kam es nach der PDT zu einer Visusverschlechterung (1 [17]; 1 [13]; 1 [44]; 1 [19]; 2 [7]; 2 [37]). Bei der Betrachtung dieser Patienten zeigen sich folgende Ursachen: Bei einem Patienten wurde nach der PDT eine choroidale Effusion mit choroidalen Blutungen und einem Visusverlust von 6 Zeilen beobachtet [17]. Die Ursache dieser Komplikation ist unklar. Inwiefern es sich möglicherweise um einen Tumor gehandelt hat, der differentialdiagnostisch bei der Diagnose des CHH in Betracht zu ziehen ist (Filia, amelanotisches Aderhautmelanom), ist nicht eindeutig geklärt. Singh et al. [37] berichteten über einen Patienten mit einem transienten Visusanstieg (von 0,2 auf 0,6), der jedoch am Ende des Beobachtungsverlaufes (12 Monate) infolge der Ausbildung einer Choroidalatrophie wieder auf den Ausgangsvisus abfiel, so dass keine dauerhafte Visusverbesserung, sondern lediglich eine Stabilisierung eintrat. Ein weiterer Patient dieser Fallserie [37] entwickelte eine Choroidalatrophie als Folge der PDT und als Korrelat des Abfalls der Sehschärfe (von 0,6 auf 0,1). Unklar ist, ob es in der von den Autoren verwendeten Behandlungstechnik überlappender Beleuchtungsfelder (4–6 Herde) möglicherweise zu einer lokal erhöht applizierten Lichtdosis gekommen sein könnte. Eine persistierende Exsudation mit konsekutiver Reaktion des retinalen Pigmentepithels sowie die Entwicklung einer präretinalen Fibrose wurde bei 2 weiteren Patienten als Ursache eines Visusabfalls beobachtet [7]. Das Auftreten einer CNV infolge einer AMD nach erster PDT-Behandlung eines submakulären CHH führte in einem Fall zu einer Verschlechterung der Sehschärfe [44]. Hierbei kann nicht ausgeschlossen werden, dass eine erhöhte Ausschüttung von angiogenen und VEGF-Faktoren infolge der PDT die Entstehung einer CNV begünstigt haben könnte [29]. Darauf weisen auch Beobachtungen von Leys et al. [19] hin, die bei drei Patienten nach PDT eines solitären CHH eine Progression bereits vor der PDT vorhandener retinaler Neovaskularisationen registrierten. Letztere bildeten sich unter intravitrealer Triamcinolon-Gabe zurück. Ein Patient hatte nach erfolgreicher Behandlung (50 J/cm^2) einen Visusabfall um 2 Zeilen von 0,5 auf 0,3 nach 32 Monaten. Mit Ausnahme einer Linsentrübung wurden jedoch keine weiteren Komplikationen als

Korrelat nachgewiesen. Inwiefern die Triamcinolon-Injektion als Ursache der Linsentrübung bei dem 30-jährigen Patienten anzusehen ist, wurde nicht eindeutig erwähnt. In einer weiteren prospektiven Untersuchung wurde bei einem Patienten ein geringer Abfall der Sehschärfe (von 0,05 auf 0,03) nach einer PDT-Behandlung beobachtet. Da der Patient weitere Beobachtungsintervalle ablehnte, bleibt unklar, ob die lange Symptomdauer von 58 Monaten oder andere Ursachen zur Visusminderung führten [13].

Bei 25 der 141 Patienten konnte eine Stabilisierung der Sehschärfe erreicht werden. Als häufigste Ursache für einen ausbleibenden Visusanstieg nach PDT-Behandlung kommen folgende Faktoren in Betracht:

- Eine anamnestische Dauer der Symptome von mehr als 30 Monaten war häufiger mit einem fehlenden Visusanstieg assoziiert und ging gehäuft mit einem Visus < 0,2 trotz anatomisch erfolgreicher Behandlung des Aderhauthämangiomes einher (n = 4 [13]; (n = 1 [22]). Eine lange Symptomdauer schließt jedoch nicht grundsätzlich einen Visusanstieg aus: Verbraak et al. [41] beobachteten selbst bei 2 Patienten mit einer Anamnese von 10 und 12 Jahren einen Visusanstieg um > 3 Zeilen. Ein Visusanstieg um mindestens 2 Zeilen war statistisch signifikant korreliert mit einer kurzen Dauer der Symptome (< 30 Monate) [13].
- Ferner zeigte sich ein Befund mit einem Ausgangsvisus von ≤ 0,1 (n = 2 [13]; n = 1 [37]; n = 2 [44]; n = 2 [41]) als ungünstig und hatte ein erhöhtes Risiko, nicht zu einem signifikanten Visusanstieg trotz morphologisch erfolgreicher PDT zu führen (n = 4 [13]).
- Acht der 17 Patienten hatten sich vor der PDT anderen Behandlungsmethoden mit einer perkutanen Radiatio, einer Brachytherapie, einer Laserkoagulation oder einer transpupillaren Thermotherapie unterzogen (n = 2 [13]; n = 1 [27]; n = 1 [9]; n = 1 [17]; n = 1 [44]; n = 2 [41]). Auch diese Patienten zeigten keinen signifikanten Visusanstieg. Verbraak et al. [41] führten bei einem Patienten nach erfolgter perkutaner Radiatio eine PDT bei einem Ausgangsvisus von Lichtschein durch und konnten infolge der PDT-Behandlung lediglich eine

Erweiterung des Gesichtsfelds, jedoch keinen Anstieg der Sehschärfe feststellen.

- Weitere mögliche Ursachen eines fehlenden Visusanstieges waren ein persistierendes Maculaödem (n = 1 [19]) oder ein bereits vor der Behandlung bestehender Visus von 1,0 (n = 1 [42]) bzw. 0,8 (n = 1 [12a].

Die bisherigen Beobachtungen sprechen dafür, dass sich die erreichten therapeutischen Effekte der PDT bei solitärem CHH auch über einen längeren Zeitraum halten:

Michels et al. [22] berichteten über stabile Verhältnisse im Langzeitverlauf bei einer Nachbeobachtungszeit von durchschnittlich 36,6 Monaten (12–66): Der Anteil der Patienten mit einem Visus von mindestens 0,5 stieg von 53% vor der Behandlung auf 86,7% ein Jahr nach der Behandlung und war auch nach 3 Jahren unverändert. Der Anteil der Patienten die einen Visus von mindestens 0,8 hatten, stieg von 13% vor der Therapie auf 66% und 80% ein Jahr bzw. drei Jahre nach Therapie.

Effekte der PDT auf die Morphologie

Alle Studien berichteten nach Beendigung der Therapie über eine komplette Resorption der subretinalen Flüssigkeit und einem weitgehenden Rückgang der Prominenz des Aderhauthämangioms (◘ Tabelle 4.1). Es wurden bisher keine Rezidive beobachtet (◘ Abb. 4.4).

Bei Ansprechen der PDT waren deutliche Effekte der Wirksamkeit bereits nach der ersten Behandlung offensichtlich [13, 42]. Mit dem Rückgang der Exsudation kam es auch zum Rückgang intraretinaler Flüssigkeit, z. B. des zystoiden Makulaödems [35, 42]. Leys et al. [19] berichteten bei einem Patienten über ein persistierendes Makulaödem nach Behandlung, ohne dass eine CHH-assoziierte Exsudation vorhanden war. Akkummulationen des retinalen Pigmentepithels im Tumorbereich wurden häufig bereits vor der Therapie beobachtet und waren nach Beendigung der Therapie verstärkt vorhanden [22, 31]. Die Reaktionen des RPE dürften zumindest zum Teil Folge einer länger bestehenden Exsudation sein, die nach Rückgang der Exsudation besser sichtbar wird [22, 37, 41]. Verstärkte Reaktionen des RPE

☐ **Abb. 4.4a–k.** Solitäres symptomatisches Aderhauthämangiom. Fundus, Frühphase und spätere Phasen der Fluoreszeinangiographie vor PDT (**a–c**) bei einem Visus von 0,4 und einer Tumorhöhe von 3 mm, 3 Monate nach 1. PDT (**d–f**) bei einem Visus von 0,6, 5 Monate nach 1. PDT und 2 Monate nach 2. PDT (**g–i**) bei einem Visus von 1,0 und einer Tumorhöhe von 1,6 mm sowie 18 Monate nach 1. PDT (**j,k**) bei einem Visus von 1,0 und einer Tumorhöhe von 1,0 mm

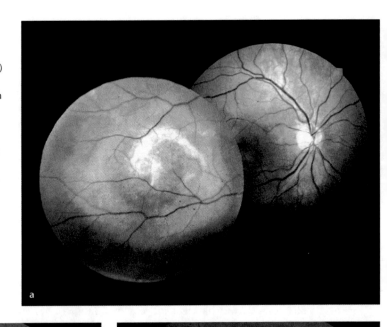

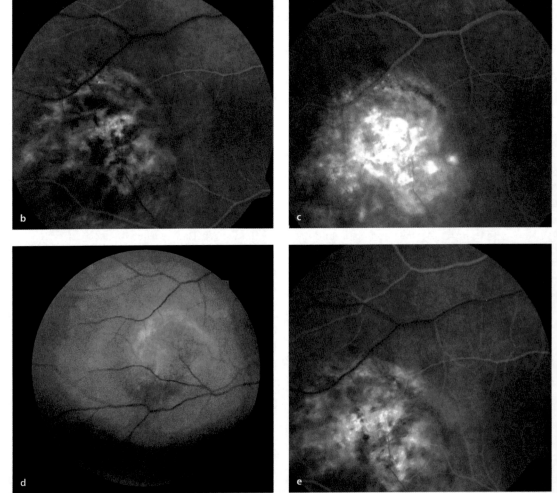

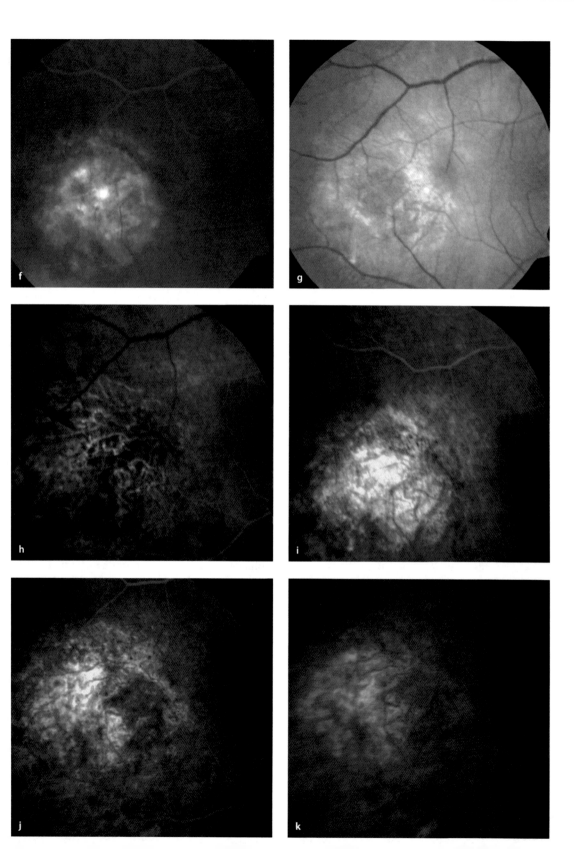

wurden zum Teil mit zunehmender Anzahl der PDT-Behandlungen beobachtet [22]. Atrophien des RPE und der Choriokapillaris waren bei einigen Autoren erst bei ≥ 3 PDT Behandlungen ersichtlich [22], bei anderen bereits nach der ersten PDT im fovealen Bereich vorhanden [37].

Fluoreszeinangiographisch zeigte sich infolge der Behandlung eine Rarifizierung des konvolutartigen Gefäßnetzes des Aderhauthämangiomes, die mit zunehmender Regression offensichtlicher war (◘ Abb. 4.1). Vereinzelt wurden ab der zweiten PDT-Behandlung Areale fokaler choroidaler Minderperfusion beobachtet, die als Korrelat einer relativen Überdosierung interpretiert wurden [22, 31].

Komplikationen der PDT-Behandlung

Eine unklare, vorübergehende uveale Effusion mit retinalen Blutungen und einem Abfall der Sehschärfe um 6 Zeilen nach einer PDT ist in 1 von 140 Fällen berichtet worden [17]. Akkummulationen des RPE infolge einer PDT sind häufig beobachtet worden [13, 31, 37, 41]. Diese dürften zum Teil reaktiv infolge der verlängerten Exsudation auftreten, und nach deren Resorption möglicherweise besser sichtbar sein. Sie weisen jedoch auch auf eine erhöhte Sensibilität des RPE auf den Einfluss der PDT hin, da eine Zunahme der RPE-Reaktionen proportional zur Anzahl der PDT-Behandlungen beobachtet wurde, ohne dass hier signifikante Einschränkungen der Sehfunktion erhoben worden sind. Atrophien des RPE und der Choroidea sowie eine Minderperfusion im behandelten Areal sind mit einer Verminderung der Sehschärfe und relativen Skotomen als mögliches Korrelat einer relativen Überbehandlung nach mehrfachen PDT-Sitzungen beobachtet worden [22, 31].

Behandlungsparameter

Basierend auf den Ergebnissen der PDT am choroidalen Melanom im Tierexperiment [30] und den klinischen Studien zur Behandlung der CNV [39, 40, 43] wurde Verteporfin in einer Dosierung von 6 mg/m² Körperoberfläche verwendet und als Bolus über 1 Minute appliziert. In Anbetracht des fluoreszeinangiographisch sichtbaren Auswaschphänomens des beim Aderhauthämangiom

im Vergleich zu einer CNV höheren Gefäßvolumens wurde zum einen die Boulusinjektion und Beleuchtung nach 5 Minuten und zum anderen eine in Phase-I/II-Studien bewährte höhere Lichtdosis von 100 J/cm² verwendet [30, 31]. Ziel der ersten Studien war, mit Hilfe der PDT eine Resorption der Exsudation und eine bestmögliche Verkleinerung der Tumorprominenz zu erreichen [2, 21, 22, 31]. Dies geht jedoch über die allgemeinen Behandlungsempfehlungen mit dem Ziel einer Minimierung der Resorption hinaus [36] und dürfte zumindest zum Teil die beobachteten Atrophien von RPE und Aderhaut mit Skotomen, beobachtet ab der dritten PDT, erklären. Retrospektiv empfehlen die Autoren selbst, eine übermäßige Behandlung zu vermeiden [22].

Eigene Beobachtungen zeigten Patienten, die nach einer PDT mit 50 J/cm² allenfalls geringe und nach erneuter Behandlung mit 100 J/cm² signifikante morphologische und funktionelle Effekte der Wirksamkeit aufwiesen (◘ Abb. 4.5).

Die überwiegende Mehrzahl der Studien verwendete jedoch die gleichen Beleuchtungsparameter wie bei der Behandlung einer CNV (50 J/cm², appliziert über 83 Sekunden, Laserenergie 600 mW/cm²) mit sehr effektvollen Ergebnissen (◘ Tabelle 4.1) [3, 9, 17, 19, 20, 23, 26, 33, 35, 37, 38, 41, 44]. Allerdings wurden auch mit der geringeren Lichtdosis Veränderungen des RPE, bis hin zu einer Atrophie der Choriokapillaris und Choroidea beobachtet [3]. Porrini et al. [24] benutzten, abhängig von der Tumorprominenz, eine Lichtdosis von 75 J/cm² (< 2 mm) und 100 J/cm² (> 2 mm) mit guten anatomischen und funktionellen Ergebnissen bei allen Patienten. Eine in Abhängigkeit von der Tumorprominenz variierte Lichtdosis mit einem oder mehreren Beleuchtungsherden und PDT-Sitzungen wurde von mehreren Autoren vorgeschlagen [3, 19], ohne dass zurzeit einhellige Untersuchungen vorliegen, wann eine Variierung der Parameter empfohlen werden sollte.

Die Beleuchtung erfolgte zum Teil mit einer Exposition (»Single Spot«) ohne Sicherheitsrand und ohne gegebenenfalls komplette Abdeckung des Aderhauthämangioms [2, 31, 41], mit mehreren Expositionen entweder nicht überlappend [13], überlappend [37], kombiniert als Einzelbeleuchtung und in der zweiten Sitzung überlappend oder manuell rotierend über der kompletten Tumorfläche [38]. Eine überlappende Beleuchtungstechnik birgt das Risiko einer mehrfachen bzw. relativ erhöhten Dosisabgabe mit Nebenwirkungen an RPE und Choroidea im Tumorbereich [37]. Ein Sicherheitsrand sollte zur Vermeidung von Komplikationen am gesunden Gewebe vermieden werden.

Auch mit allen Beleuchtungstechniken (Einzelner Beleuchtungsherd, multiple nicht überlappende, mehrere überlappende Herde) wurden sehr effektvolle Ergebnisse erzielt [9, 13, 31, 37]. Es gibt jedoch derzeit keine randomisierten Untersuchungen darüber, ob eine nur partielle Abdeckung den Bedarf an PDT-Behandlungen erhöht, jedoch wurden auch positive Effekte mit einer partiellen Abdeckung erreicht.

Prädiktive Faktoren für die PDT-Behandlung

Folgende Faktoren hatten ein erhöhtes Risiko für ein Ausbleiben einer Verbesserung der Sehfunktion nach PDT [12b]:

- Eine Dauer der Symptome von mehr als 30 Monaten war statistisch signifikant korreliert mit einem Ausbleiben einer Verbesserung der Sehfunktion.
- ein Ausgangsvisus von 0,1 oder weniger vor der PDT ging mit einer erhöhten Wahrscheinlichkeit einher, von der PDT nicht zu profitieren.
- Bereits erfolgte Vorbehandlungen (v. a. Strahlentherapie) hatten ein höheres Risiko, von einer PDT nicht zu profitieren.
- Die Anzahl der PDT-Behandlungen korrelierte statistisch signifikant mit der Wahrscheinlichkeit eines guten Therapieerfolges. Eine funktionsverbessernde Reaktion bereits nach der ersten PDT-Behandlung ging mit einer hohen Wahrscheinlichkeit eines signifikanten Verbesserung der Sehfunktion auch nach Beendigung der PDT einher.

Behandlungskriterien

Bezogen auf die Richtlinien der Therapie vor der Ära der PDT ist das Hauptziel die Behandlung eines symptomatischen soliden Aderhauthämangioms, eine Visusstabilisierung, ein Auflösen der Exsudation und der damit verbundenen Symptomatik sowie eine Wiederherstellung des Zustandes vor exsudativer Aktivität des Aderhauthämangiomes zu erreichen.

In Anbetracht der guten anatomischen und funktionellen Ergebnisse durch die Effekte der PDT wurde auch die Behandlung von Befundkonstellationen mit sehr langer Dauer der Symptomatik und hochgradigem Abfall der Sehschärfe (bis auf Lichtschein) empfohlen, um u. a. eine (subjektive) Erweiterung des Gesichtsfeldes zu erreichen [31]. Dies sollte im Einzelfall mit dem Patienten besprochen werden, da unter Bezug auf die prädiktiven Parameter [13] ein Gewinn der Sehfunktion unwahrscheinlich ist, jedoch den Bulbus gefährdende Komplikationen vermindert werden können. Zusätzlich wurde auch die Behandlung von Aderhauthämangiomen bei noch sehr guter Sehschärfe (0,8–1,0) und (allenfalls) geringer Symptomatik empfohlen. Dies wird zumindest gegenwärtig kontrovers diskutiert, da es sich um einen benignen Tumor handelt, der über Jahrzehnte hinweg stationär und asymptomatisch bleiben kann. Im Falle des Auftretens einer signifikanten Symptomatik und einer Exsudation dürfte in der Regel hinreichend Zeit verbleiben, um eine PDT, eine Therapie mit wenig Nebenwirkungen und hoher Erfolgswahrscheinlichkeit, durchführen zu können. Zusätzlich ist nicht auszuschließen, dass mit einer frühen Behandlung bei sehr guter Sehschärfe und kaum vorhandener Exsudation das Risiko potentieller Nebenwirkungen (RPE-Veränderungen, Atrophie) auch im Falle modifizierter »Single-spot«-Behandlungsparameter erhöht werden kann.

Wiederbehandlungskriterien

In den ersten Untersuchungen erfolgten Wiederbehandlungen mit dem primären Ziel, die Prominenz des CHH bestmöglich zu vermindern [2, 22, 31]. Dies könnte eine Ursache für ausgeprägte Reaktionen des RPE und der Aderhaut mit Minderperfusionen sein. Zur Vermeidung von Nebenwirkungen und Atrophien empfehlen wir eine Wiederbehandlung nur so lange, bis es zu einer Resorption der Exsudation gekommen ist, unabhängig welche Restprominenz des Aderhauthämangiomes besteht [13].

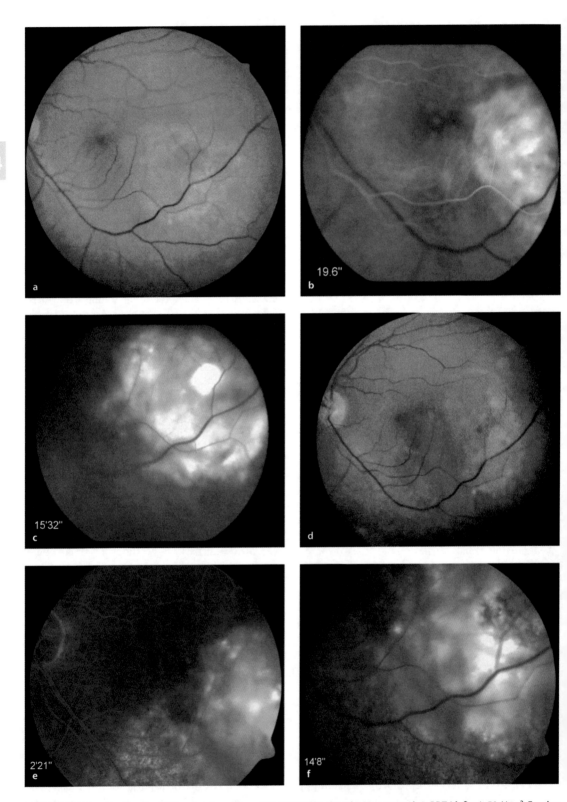

□ **Abb. 4.5a–l.** Fundus, Phasen der Fluoreszeinangiographie vor PDT (**a–c**) und 3 Monate nach 2. PDT (**d–f**) mit 50 J/cm². Fundus (**g**), Frühphase (**h,i**) und Spätphase (**j–l**) der Fluoreszeinangiographie 3 Monate nach PDT mit 100 J/cm²

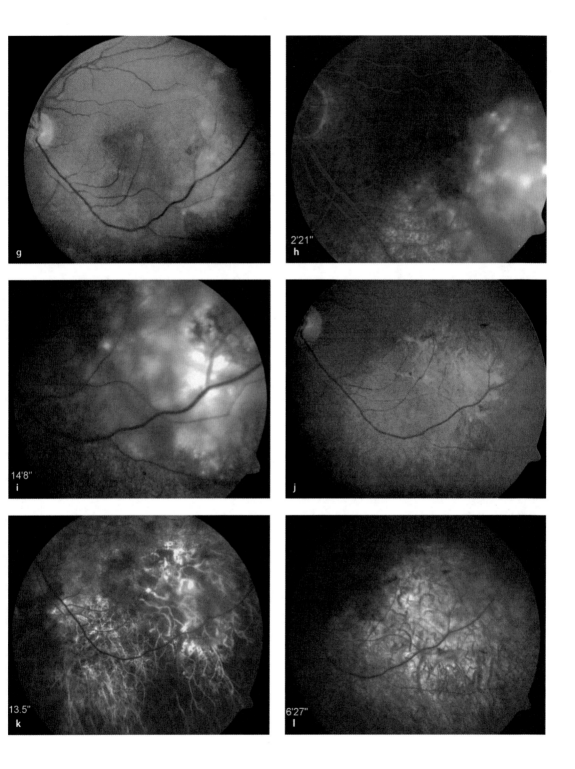

◻ **Tabelle 4.1.** Übersicht über die in der Literatur publizierten Daten

Autoren	Anzahl Patienten [n]	Behandlungsparameter (Lichtdosis; J/cm²; Beleuchtungsform)	Visus (n[%]) ⇑Anstieg; ⇒ Stabil, ⇓ Abfall	Follow-up Min-Max (MW) Monate	Beobachtete Nebenwirkungen	Anzahl Behandlungen, Min-Max (MW)
Barbazetto u. Schmidt- Erfurth 2000 [2]	2	100, MÜL	⇑2 (2 > 2 Z)	9–12 (10,5)	Lokale Choroidale Minderperfusion, RPE-Atrophie, -Hyperplasie	2–4 (3)
Madreperla 2001 [20]	3	50, NÜL	⇑3 (2 > 2 Z)	3–9 (5,3)	Keine	1 (1)
Kjeka u. Krohn 2002 [14]	1	100; 50 (2; 3 PDT) EH	⇑1 (1 > 2 Z)	18	RPE-Atrophie	3
Robertson 2002 [26]	3	50, MÜL	⇑3 (3 > 2 Z)	11–16 (n.a.)	Milde subretinale Fibrose, RPE-Atrophie	1–2 (1,7)
Sheidow u. Harbour 2002 [33]	1	50	1 ⇑1 (1 > 2 Z)	5	Keine	1
Landau et al. 2002 [17]	8	50, NÜL	⇑6 [75%] (5 > 2 Z), ⇒1 [12,5%], ⇓1 [12,5%]	3–15 (7,6)	Choroidale Effusion, retinale Blutungen und Visusverlust von 6 Z (n = 1)	1–2 (1,1)
Schmidt-Erfurth et al. 2002 [31]	15	100, EH	⇑13 [86,7%] (10 > 2 Z) ⇒2 [13,3%]	12–50 (19)	Atrophie von RPE und Choroid (≥ 3 PDT-Sitzungen)	1–4 (2,3)
Jurklies et al. 2003 [13]	19	100, MNÜL	⇑14 [73,7] (8 > 2 Z) ⇒4 [21%], ⇓1 [5,2%]	2–24 (10,6)	RPE-Atrophie, -Hyperplasie, Choroidalatrophie	1–5 (2,15)
Porrini et al. 2003 [24]	10	L. < 2 mm: 75, EH L. > 2 mm: 100, EH	⇑10, (6 > 2 Z)	7–16 (n.a.)	Milde RPE-Veränderungen (≥ 3 PDT-Sitzungen)	1–3 (2,3)
Nicolo et al. 2003 [23]	1	50, NÜL	⇑1 (1 > 2 Z)	12	Keine	1
Verbraak et al. 2003 [41]	13	100 (n = 3), EH 50 (n = 10), EH	⇑11 [84,6] (8 > 2 Z) ⇒2 [15,4%]	3–22 (12)	RPE-Veränderungen	1–2 (1,4)
Gupta et al. 2004 [9]	3	50, MÜL	⇑2 [66,6%] (1 > 2 Z) ⇒1 [33%]	4–6 (n.a.)	Keine	1–2 (1,3)
Soucek u. Cihelkova 2004 [38]	9	50, RH, ÜL, NÜL, EH	⇑9 (5 > 2 Z)	3–18 (8)	Keine	1–2 (1,1)
Michels et al. 2004* [21]	8	100	⇑7 (3 > 2 Z), ⇒1	33–65 (45,9)	Atrophie von RPE und Aderhaut (≥ 3 PDT-Sitzungen)	2–4 (2,6)
Scott et al. 2004 [32]	5	220–265 mW, 83 s	⇑4 [80%], ⇒1 [20%]	3–12 (9)	Keine	1–2 (1,6)

▶

Studie	n	Dosis/Herd	Visus	Nachbeob. (Monate)	Befunde	Behandlungen
Singh et al. 2004 [37]	10	50 MÜL	⇑4 [40%] (1 > 2 Z) ⇒4 [40%], ⇓2^y [20%],	1–13 (7,25)	Fokale Choroidale Atrophie (2), davon ^y n = 1 mit transientem Visusanstieg und Abfall auf Ausgangsvisus vor PDT	1–2 (1,2)
Bosch u. Helbig 2005 [3]	1	50, MÜL	⇑1 (> 2 Z)	2	Fokale Choroidale Atrophie	1
Shields et al. 2005 [36]	1	50, NÜL	⇑1 (> 2 Z)	1	Milde RPE-Veränderungen	1
Michels et al. 2005 [22]	15**	100	⇑13(10 > 2 Z), ⇒2^z	12–66 (36,6)	Stabile Langzeitbefunde ^t Visusanstieg von nur 1 Zeile(n=1)	1–4 (2.3)
Vicuna-Kojchen et al, 2006	9	50 MÜL	⇑5[55,6%](2>2Z) ⇒3 [33,3], ⇓1^# [11,1%]	6–24 (12)	Milde RPE Veränderungen (1); ^# persist. Visusabfall durch zusätzl. CNV (1) Transiente Visusschwankung nach PDT	1–3 (1,4)
Kubicka-Trzaska u. Romanowska 2006 [15]	4	n.v.	⇑3 [75%] ⇒1 [25%]	3–14 (5,7)	n.v.	1–4 (1,75)
Verbraak et al. 2006 [42]	6	50, EH	⇑5 [83,3%], ⇒1^w [16,6%]	18–29 (20,8)	Milde RPE-Veränderungen	1–3 (1,7)
Leys et al. 2006 [19]	3	50 (2); 100 (1)^z	⇑1^z [33,3%] (> 2 Z) ⇒1 [33,3%], ⇓1 [33,3%]	12–37 (27)	Verstärkung von vor der PDT existierenden retinalen NV im Verlauf und Regression mit Triamcinolon	1–4 (2.3)
Guagnini et al. 2006 [7]	8	100	⇑5 [62,5%] ⇒1 [12,5%], ⇓2 [25%]	17–29 (24.2)	RPE-Veränderungen durch persistierende Exsudation (n = 1); präretinale Fibrose (n = 1)	1
Hussain et al. 2006 [12b]	1	50	⇒1 [100%]	16	Verbleibende Resttumorhöhe	2
Xiong Y u. Zhang F 2007 [46]	5	n.v.	⇑1 oder ⇒5	3–12	n.v.	1
Alle Serien	**141**		⇑108 (76,6); ⇒25 (17,7); ⇓8 (5,7%)			

* Langzeitbeobachtung von 8 der 15 Patienten von Schmidt-Erfurth et al. 2002 [31], ** Langzeitbeobachtung von 15 der 15 Patienten von Schmidt-Erfurth et al. 2002 [31].
n.a. nicht verfügbar in der Publikation; MW Mittelwert; Z Zeilen; RPE Retinales Pigmentepithel; n Anzahl; Min Minimum; Max Maximum; L Läsion; NV Neovaskularisationen; ^w Visus bereits vor PDT 1,0; ÜL überlappende Beleuchtungsherde; EH Einzelner Beleuchtungsherd; MÜL mehrere Herde, überlappend, komplette Fläche; MNÜL abhängig von der Größe des Tumors, unter Umständen mehrere nicht überlappende Beleuchtungsherde; NÜL nicht überlappend, aber komplette Beleuchtungsherde; RH Rotierender Beleuchtungsherd

Zusammenfassung

Mehrere Therapieoptionen wie Laserkoagulation, TTT, Brachytherapie, Protonentherapie, perkutane Strahlentherapie und »Gamma Knife« standen bisher zur Behandlung des symptomatischen CCH zur Verfügung. Die PDT mit Verteporfin hat das therapeutische Spektrum zur Behandlung des symptomatischen solitären CHH erheblich erweitert. Die bisher zur Verfügung stehenden Daten zeigen übereinstimmend eine komplette Remission der subretinalen Exsudation und relativ gute Ergebnisse bezüglich der Sehfunktion mit einer Visusverbesserung oder Stabilisierung bei bis zu 94% der in der Literatur publizierten Patienten. Bereits erfolgte Vorbehandlungen (Strahlentherapie, Laser, TTT), ein Visus ≤ 0,1, eine lange Symptomdauer von ≥ 30 Monaten sowie ein fehlendes Ansprechen nach der ersten PDT sind ungünstige prädiktive Faktoren bezüglich der zu erwartenden Sehfunktion.

Während die PDT inzwischen von mehreren Autoren als Therapie der ersten Wahl beim symptomatischen CHH empfohlen wird, wird die Behandlung eines asymptomatischen oder minimal symptomatischen CHH mit sehr guter Sehschärfe vor dem Hintergrund einer benignen und in vielen Fällen wenig progredienten Läsion noch kontrovers diskutiert.

Behandlungs- und Beleuchtungsparameter werden derzeit je nach Arbeitsgruppe sehr unterschiedlich gewählt. Interessant ist, dass die Ergebnisse der PDT trotz unterschiedlicher Behandlugsparameter bei allen Arbeitsgruppen qualitativ ähnlich sind.

Übereinstimmung besteht auch darüber, dass häufige Wiederbehandlungen, wie sie in den ersten Studien erfolgten, zur Vermeidung von Komplikationen (Choroidalatrophie, Skotom, Visusminderung) vermieden werden sollten.

Die bisherigen Daten weisen darauf hin, dass die Effekte der PDT auch langfristig erhalten bleiben und bisher keine Rezidive beobachtet wurden.

Literatur

1. Anand R, Augsburger J, Shields J (1989) Circumscribed choroidal hemangioma. Arch Ophthalmol 107: 1338–1342

2. Barbazetto I, Schmidt-Erfurth U (2000) Photodynamic therapy of choroidal hemangioma: two case reports. Graefes Arch Clin Exp Ophthalmol 238: 214–221

3. Bosch MM, Helbig H (2005) Blackening of a choroidal hemangioma after photodynamic therapy. Klin Monatsbl Augenheilkd 22: 258–260

4. Fuchs AV, Mueller AJ, Grueterich M, Ulbig MW (2002) Transpupillary thermotherapy in circumscribed choroidal hemangioma. Graefes Arch Clin Exp Ophthalmol 240: 7–11

5. Garcia- Arumi J, Ramsay LS, Guraya BC (2000) Transpupillary thermotherapy for ciscumscribed choroidal hemangiomas. Opthalmology 107: 351–356

6. Gragoudas ES, Li W, Lane AM, Munzenrider J, Egan KM (1999) Risk factors for radiation maculopathy and papilopathy after intraocular irradiation. Ophthalmology 106: 1571–1577

7. Guagnini AP, De Potter P, Levecq L (2006) Photodynamic therapy of circumscribed choroidal hemangioma. J Fr Ophthalmol 29: 1013–1017

8. Gündüz K (2004) Transpupillary thermotherapy in the management of circumscribed choroidal hemangioma. Surv Ophthalmol 49: 316–327

9. Gupta M, Singh AD, Rundle PA, Rennie IG (2004) Efficacy of photodynamic therapy in circumscribed choroidal hemangioma. Eye 18: 139–142

10. Hannouche D, Frau E, Desjardins L, Cassoux N, Habrand JL, Offret H (1997) Efficacy of proton therapy in circumscribed choroidal hemangionas associated with serous retinal detachment. Ophthalmology 104: 1780–1784

11. Höcht S, Wachtlin J, Bechrakis NE, Schäfer C, Heufelder J, Cordini D, Kluge H, Foerster M, Hinkelbein W (2006) Proton of photon irradiation for hemangiomas of the choroid? A retrospective comparison. Int J Radiat Oncol Biol Phys 66: 345–351

12a. Husain D, Kramer M, Kenny AG, Michaud N, Flotte T, Gragoudas E, Miller JW (1999) Effects of photodynamic therapy on experimental choroidal neovascularization and normal retina and choroid up to 7 weeks after treatment. Invest Ophtalmol Vis Sci 40: 2322–2331

12b. Hussain N, Das T, Ram LS, Sumasri K (2006) Persistent choroidal thickening despite photodynamic therapy for circumscribed choroidal hemangioma:Ophthlammic Surg Lasers Imaging Jan-Feb;37:76-8

13. Jurklies B, Anastassiou G, Ortmans S, Schüler A, Schilling H, Schmidt-Erfurth U, Bornfeld N (2003) Photodynamic therapy using Verteporfin in circumscribed choroidal hemangioma. Br J Ophthalmol 87: 84–89

14. Kjeka O, Krohn J (2002) Photodynamic therapy of circumscribed choroidal hemangioma. Acta Ophthalmol Scand 80: 557–558

15. Kubicka-Trzaska A, Romanowska-Dixon B (2006) Photodynamic therapy of circumscribed choroidal hemangioma. Klin Oczna 108: 209–213

16. Kong DS, Lee JI, Kang SW (2007) Gamma knife radiosurgery for choroidal hemangioma. Am J Ophthalmol 144: 319–322

17. Landau IM, Steen B, Seregard S (2002) Photodynamic therapy for circumscribed choroidal hemangioma. Acta Ophthalmol Scand 80: 531–536

18. Lee V, Hungeford H (1998) Proton beam therapy for posterior pole circmscribed choroidal hemangiomas. Eye 12: 925–928

19. Leys AM, Silva R, Inhoffen W, Tatar O (2006) Neovascular growth following photodynamic therapy for choroidal hemangioma and neovascular regression after intravenous injection of triamcinolone. Retina 26: 693–697

20. Madreperla SA (2001) Choroidal hemangioma treated with photodynamic therapy using verteporfin. Arch Ophthalmol 119: 1606–1610

21. Michels S, Michels R, Beckendorf A, Schmidt-Erfurth U (2004) Photodynamische Therapie bei choroidalem Hämangiom. Ophthalmologe 101: 569–575

22. Michels S, Michels B, Simader C, Schmidt-Erfurth U (2005) Verteporfin therapy for choroidal hemangioma: a long-term follow-up. Retina 25: 697–703

23. Nicolo M, Ghiglione D, Polizzi A, Calabria G (2003) Choroidal hemangioma treated with photodynamic therapy using verteporfin:report of a case. Eur J Ophthalmol 13: 656–661

24. Porrini G, Giovanni A, Amato G, Ioni A, Pantanetti M (2003) Photodynamic therapy of circumscribed choroidal hemangioma. Ophthalmology 110: 674–680

25. Ritland JS, Eide N, Tausjo J (2001) Excternal beam irradiation therapy for choroidal hemangiomas. Visual and anatomical results after a dose of 20 to 25 Gy. Acta Ophthalmol Scand 79: 184–186

26. Robertson DM (2002) Photodynamic therapy for choroidal hemangioma associated with serous retinal detachment. Arch Ophthalmol 120: 1155–1161

27. Sanborn GE, Augsburger JJ, Shields JA (1982) Tretment of circumscribed choridal hemangioma. Ophthalmology 89: 1374–1380

28. Schilling H, Sauerwein W, Lommatzsch A, Friedrichs W, Brylak S, Bornfeld N, Wessing A (1997) Long-term results after low dose ocular irradiation for choroidal hemangiomas. Br J Ophthalmol 81: 267–273

29. Schlötzer-Schrehardt U, Viestenz A, Naumann GOH, Laqua H, Michels S, Schmidt-Erfurth U (2002) Dose-related structural effects of photodynamic therapy on choroidal and retinal structures of human eyes. Graefe's Clin Exp Ophthalmol 240: 748–757

30. Schmidt-Erfurth U, Bauman W, Gragoudas E (1994) Photodynamic therapy of experimental choroidal melanoma using lipoprotein-delivered benzoporphrin. Ophthalmology 101: 89–99

31. Schmidt-Erfurth U, Michels S, Kusserow C, Jurklies B, Augustin A (2002) Photodynamic therapy for symptomatic choroidal hemangioma: Visual and anatomic results. Ophthalmology 109: 2284–2294

32. Scott IU, Gorscak J, Gass DM, Feuer WJ, Murray TG (2004) Anatomic and visual outcomes following laser photocoagulation or photodynamic therapy for symptomatic circumscribed choroidal hemangioma with associated serous retinal detachment. Ophthalmic Surg Lasers Imaging 35: 281–291

33. Sheidow TG, Harbour JW (2002) Photodynamic therapy for circumscribed choroidal hemangioma. Can J Ophthalmol 37: 314–317

34. Shields CL, Shields JA, De Potter P (1995) Patterns of indocyanine green angiography of choroidal tumors. Br J Ophthalmol 79: 237–245

35. Shields CL, Honavar SG, Shields JA, Cater J, Demirci H (2001) Circumscribed choroidal hemangioma: clinical manifestations and factors predictive of visual outcome in 200 consecutive cases. Ophthalmology 108: 2237–2248

36. Shields CL, Materin MA, Marr BP, Mashayekhi A, Shields JA (2005). Resolution of advanced cystoid macular edema following photodynamic therapy for choroidal hemangioma. Ophtalmic Surg Lasers Imaging 36: 237–239

37. Singh AD, Kaiser PK, Sear JE, Gupta M, Rundle PA, Rennie IG (2004) Photodynamic therapy of circumscribed choroidal hemangioma. Br J Ophthalmol 11: 1414–1418

38. Soucek P, Cihelkova I (2004) Evaluation of subretinal fluid absorption by optical coherence tomography in circumscribed choroidal hemangioma after photodynamic therapy with Verteporfin. Neuroendocrinol Lett 25: 109–114

39. The Verteporfin Roundtable 2000 and 2001 Participants, Treatment Of Age-Related Macular Degeneration With Photodynamic Therapy (TAP) Study Group Principal Investigators, and Verteporfin In Photodynamic Therapy (VIP) Study Group Principal Investigators (2002) Guidelines for using Verteporfin (Visudyne) in photodynamic therapy to treat choroidal neovascularization due to age-related macular degeneration and other causes. Retina 22: 6–18

40. Treatment of age-related macular degeneration with photodynamic therapy (TAP) study group (1999) Photodynamic therapy of subfoveal choroidal neovascularization in age-related macular degenerationwith verteporfin: one-year results of 2 randomized clinical trials – TAP report 1. Arch Ophthalmol 117: 1329–1345

41. Verbraak FD, Schlingemann RO, Keunen JE, de Smet MD (2003) Longstanding symptomatic choroidal hemangioma managed with limited PDT as initial or salvage therapy. Graefe's Arch Clin Exp Ophthalmol 241: 891–898

42. Verbraak FD, Schlingemann RO, de Smet MD, Keunen JE (2006) Single spot PDT in patients with circumscribed choroidal hemangioma and near normal visual acuity. Graefe's Arch Clin Exp Ophthalmol 244: 1178–1182

43. Verteporfin in photodynamic therapy study group (2001) Verteporfin therapy of subfoveal choroidal neovascularization in age-related macular degeneration: Two year results of a randomized clinical trial including lesions with occult with no classic choroidal neovascularization- Verteporfin in photodynamic therapy report 2. Am J Ophthalmol 131: 541–560

44. Vicuna-Kojchen J, Banin E, Averbukh E, Barzel I, Shulman M, Hemo I, Pe'er J, Chowers I (2006) Application of the standard photodynamic treatment protocol for symptomatic circumscribed choroidal hemangioma. Ophthalmologica 220: 351–355

45. Witschel H, Font RL (1976) Hemangioma of the choroid. A clinicopathologic study of 71 cases and a review of the literature. Surg Ophthalmol 20: 415–431

46. Xiong Y, Zhang F (2007) Photodynamic therapy for circumscribed choridal hemangioma. Zhonghua Yan Ke Za Zhi 43: 1085–1088

47. Zografos L, Bercher L, Chamot L, Gailloud C, Raimondi S, Egger E (1996) Cobalt-60-teatment of choroidal hemangiomas. Am J Ophthalmol 12: 190–199

48. Zografos L, Egger E, Bercher L, Chamot L, Munkel G (1998) Proton beam therapy of choroidal hemangioma. Am J Ophthalmol 126: 261–268

Photodynamische Therapie bei vasoproliferativen Tumoren der Netzhaut

H. Heimann, B. Damato

Einleitung

Vasoproliferative Tumoren der Netzhaut können in der klinischen Praxis sowohl bei Diagnose und Differentialdiagnose als auch in der Behandlungsempfehlung Probleme hervorrufen. Diese zwar insgesamt seltenen, jedoch regelmäßig in spezialisierten Zentren zu beobachtenden benignen Tumoren werden oft mit malignen Entitäten (z. B. Aderhaut- und Netzhautmetastasen oder Aderhautmelanom) verwechselt; einheitliche Behandlungsempfehlungen existieren nicht [5]. Bisher publizierte Therapiestrategien reichen von reiner Verlaufsbeobachtung über Laser- oder Kryopexie und intravitrealen Anti-VEGF Injektionen bis zur Vitrektomie mit Endoresektion oder Strahlentherapie durch Ruthenium-Applikatoren [1, 5–8, 12].

Die photodynamische Therapie mit Verteporfin (PDT) ist ein bei dieser Erkrankung bisher selten angewendetes Therapieverfahren. Die publizierten Ergebnisse sind jedoch vielversprechend. Im Vergleich zu anderen Therapieformen schneidet die PDT unter Berücksichtigung von Behandlungsaufwand, Risikoprofil und Ergebnissen sehr positiv ab und wird sich so möglicherweise schon in naher Zukunft als eine bevorzugte Behandlungsform vasoproliferativer Netzhauttumoren etablieren [2, 3, 9, 10, 11].

Diagnose, Ätiologie und natürlicher Verlauf

Die Diagnose eines vasoproliferativen Netzhauttumors erfolgt in der Regel durch den typischen klinischen Befund [5]. In der Mehrzahl der Fälle können lachsfarbene, im Netzhautniveau lokalisierte Tumoren mit unscharfen Rändern beobachtet werden. Histologisch bestehen diese gutartigen Tumoren überwiegend aus spindelförmigen Gliazellen retinaler Herkunft. Typischerweise sind die Tumoren solitär und nur selten multipel oder bilateral. In der Mehrzahl der Fälle ist die untere Fundusperipherie der Äquatorial- und Prääquatorialregion betroffen. Charakteristische begleitende Fundusveränderungen sind Hyperpigmentierungen des retinalen Pigmentepithels, harte Exsudate und retinale Blutungen im Randbereich des Tumors [4–6].

Kleine, peripher lokalisierte Tumoren sind häufig asymptomatisch und werden bei Routine- oder Kontrolluntersuchungen diagnostiziert. Eine Symptomatik entwickelt sich meist durch progrediente tumorferne Veränderungen in Form einer exsudativen Makulopathie, die zu einer langsamen Visusminderung und Metamorphopsien führen kann, oder durch Glaskörpertrübungen und epiretinale Membranbildungen [6].

Die Tumoren zeigen in der Regel nur eine langsame Progressionstendenz. Daher wird von einigen Autoren bei Vorliegen von kleinen oder asymptomatischen Tumoren eine reine Verlaufsbeobachtung empfohlen [8]. Unbehandelt können Tumoren mit Progressionstendenz jedoch zu ausgeprägten exsudativen Netzhautablösungen, Glaskörperblutungen, sekundären proliferativen Retinopathien mit epiretinaler Membranbildung und Neovaskularisationsglaukom fortschreiten und schließlich zur Erblindung des betroffenen Auges führen [6].

Auch wenn die Diagnose eines vasoproliferativen Netzhauttumors in der Regel durch den typischen klinischen Befund gestellt wird, können eine Fluoreszeinangiographie (Darstellung einer Verbindung von oft nur geringfügig dilatierten retinalen Gefäßen mit dem retinalen Tumor, starke Vaskularisierung des Tumors mit deutlicher Leckage), eine Ultraschallechographie (inhomogene, mittlere bis hohe Binnenreflektivität, Tumorprominenz in der Regel um 1–4 mm bei Erstdiagnose) und im Zweifel eine Tumorbiopsie hilfreiche Zusatzuntersuchungen sein [5].

Die Ätiologie der Erkrankung ist bisher nicht geklärt; klinisch kann eine überschießende vasoproliferative Reaktion der Netzhaut auf bisher nicht identifizierte ischämische und inflammatorische Stimuli angenommen werden. Bei drei Vierteln der Patienten liegen keine begleitenden Augenerkrankungen zugrunde, auch wenn nach einem Fallbericht klinisch identischer, bilateraler vasoproliferativer Tumoren bei eineiigen Zwillingen eine genetische Prädisposition zumindest bei einem Teil der Patienten zu vermuten ist [12, 13]. Bei einem Viertel der publizierten Fälle werden die vasoproliferativen Tumoren als sekundäre Veränderungen anderer Retinopathien, typischerweise bei Retinitis pigmentosa, Uveitis oder Morbus Coats, gewertet. Das Erkrankungsalter liegt meist zwischen dem 40.

und 60. Lebensjahr, die Tumoren können jedoch auch nicht selten bei jüngeren Patienten, insbesondere als sekundäre Manifestationen bei posteriorer Uveitis, beobachtet werden [5].

Therapie

Eine Behandlung vasoproliferativer Netzhauttumoren wird von den meisten Autoren bei Progressionstendenz oder einer begleitenden Makulopathie empfohlen [1, 5, 6, 12]. Die Auswahl des Therapieverfahrens richtet sich nach der Lokalisation und Ausdehnung des Befundes und den begleitenden Fundusveränderungen. Kleinere Tumoren mit einer Prominenz bis etwa 2 mm können mit einer Kryotherapie behandelt werden. Bei größeren Tumoren ist diese Therapieform oft nicht ausreichend und führt nicht selten zu einer zunehmenden Exsudation mit exsudativer Ablatio. Bei fortgeschrittenen Befunden werden eine Brachytherapie mit Ruthenium-Applikatoren oder eine Vitrektomie mit chirurgischer Endoresektion empfohlen [1, 5, 6].

Die Prognose ist wesentlich von dem Erkrankungsstadium bei Behandlungsbeginn abhängig. Während vasoproliferative Netzhauttumoren in den Anfangsstadien fast immer erfolgreich therapiert werden können, gelingt dieses bei den fortgeschrittenen Manifestationen der Erkrankung nicht in allen Fällen. Die Visusprognose wird von der begleitenden Makulopathie und der resultierenden Photorezeptor- und Pigmentepithelschädigung bestimmt [5].

PDT bei vasoproliferativen Netzhauttumoren

Vasoproliferative Tumoren der Netzhaut sollten in der Theorie einer PDT gut zugänglich sein, da es sich um stark vaskularisierte Tumoren handelt, die nicht durch das retinale Pigmentepithel, Blut oder Ähnliches verdeckt werden. Ätiologisch sind die Tumoren als Teil eines Neovaskularisationsprozesses zu werten, so dass eine vermehrte Anreicherung von Verteporfin in den Tumoren anzunehmen ist. Als theoretische Nachteile der Behandlung können die in manchen Fällen schwere Zugänglichkeit der

Tumoren durch ihre periphere Lokalisation, verdeckende Glaskörpertrübungen oder -blutungen, die meist unscharfen Tumorgrenzen und die vom Stadium der Erkrankung abhängigen Tumorausdehnungen, die oft nicht durch ein einzelnes Behandlungsfeld abzudecken sind, angeführt werden.

In den vergangenen Jahren wurden mehrere Fallbeschreibungen der PDT bei vasoproliferativen Netzhauttumoren publiziert [2, 3, 9–11]. In allen Fällen wurden die Verteporfin-Standarddosierung von 6 mg/m² Köperoberfläche und der übliche Zeitabstand von 15 Minuten zwischen Infusionsbeginn und Aktivierung verwendet. Je nach Tumorgröße wurden einzelne oder überlappende Behandlungsspots benutzt. In drei Studien wurde das bei der AMD-Behandlung standardisierte Zeitschema einer 83-sekündigen Laserexposition befolgt [2, 10, 11], in zwei weiteren Serien wurde die Behandlungsdauer auf 166 sec verlängert [3, 9]. In den meisten Fällen wurde die Standard-Lichtenergie von 50 J/cm² verwendet; in einem Fall eines Rezidivs wurde dieser Parameter auf 100 J/cm² erhöht [2].

In fünf der bisher publizierten sieben PDT-Behandlungen vasoproliferativer Tumoren ließ sich eine vollständige und dauerhafte Tumorregression nach einmaliger [3, 9, 11] bzw. zweimaliger [2, 10] PDT beobachten. Ebenso bildeten sich in allen Fällen die begleitenden exsudativen Netzhautveränderungen zurück. In einem Fall zeigte sich nach einer ersten Behandlung mit reduzierter Lichtenergie eine Reaktivierung des Tumors nach initi-

aler Regression; durch eine Wiederbehandlung unter Verwendung der üblicherweise angewendeten Lichtenergie konnte hier ebenfalls eine dauerhafte Tumorregression erzielt werden [2]. In einem weiteren Fall erfolgte eine Wiederbehandlung 2 Monate nach initialer PDT [10].

Die Auswertung der funktionellen Ergebnisse zeigt, dass in sechs der sieben publizierten Fälle eine Visusbesserung beobachtet werden konnte [2, 3, 10, 11], in einem Fall war der Visus im Verlauf unverändert [9]. Signifikante Komplikationen wurden, abgesehen von dem oben beschriebenen Fall eines Tumorrezidivs, nicht berichtet [2, 3, 9–11].

Fallbeispiel

Eine 36-jährige Patienten wurde im Juli 2006 mit der Diagnose eines unklaren Netzhauttumors des linken Auges and die Abteilung für Okuläre Onkologie des Royal Liverpool University Hospitals überwiesen. Bei unauffälliger ophthalmologischer Vorgeschichte hatte die Patientin symptomatische Glaskörpertrübungen und eine Visusminderung des linken Auges auf 0,7 bemerkt. Die Untersuchung zeigte einen unscharf begrenzten, rosafarbenen Netzhauttumor in der temporal unteren Peripherie (❑ Abb. 5.1). Begleitend konnten Gefäßveränderungen und Netzhautblutungen im Randbereich des Tumors beobachtet werden. Darüber hinaus zeigte sich eine ausgeprägte exsudative Retinopathie mit Ablagerung von harten Exsudaten,

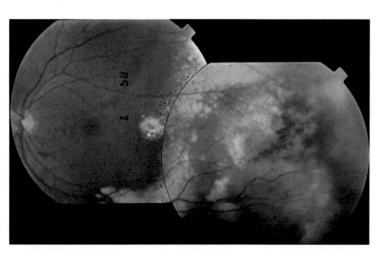

❑ **Abb. 5.1.** Vasoproliferativer Netzhauttumor in der temporal unteren Peripherie mit umgebender exsudativer Retinopathie

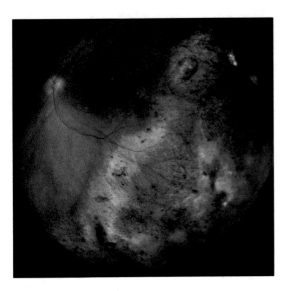

◘ Abb. 5.2. Befund 6 Monate nach einmaliger PDT mit Standardparametern. Der Tumor ist fibrosiert, die exsudative Retinopathie hat sich zurückgebildet. In den Fundusarealen, die zuvor von der exsudativen Retinopathie betroffen waren, können ausgedehnte Atrophien und Pigmentveränderungen von Photorezeptor- und Pigmentepithelschicht beobachtet werden

die bis in die Makula reichten. Die Tumorprominenz wurde ultraschallechographisch mit 1,3 mm gemessen. Es erfolgte eine PDT mit Verteporfin (6 mg/m²) mit zwei überlappenden Spots von 5000 μm Durchmesser und einer Lichtenergie von 50 J/cm² über 83 sec.

Sechs Monate nach der Behandlung konnte eine fibrotische Umwandlung des Tumors mit einer Regression der Prominenz von unter 1 mm beobachtet werden (◘ Abb. 5.2). Die begleitenden exsudativen und teleangiektatischen Veränderungen hatten sich vollständig zurückgebildet. In den vormals durch die exsudative Retinopathie betroffenen Arealen kam es zur Ausbildung von deutlichen Atrophien und Hyperpigmentierungen des retinalen Pigmentepithels. Die bisher letztmalige Untersuchung 18 Monate nach Therapieeinleitung zeigte einen stabilen Befund, der Visus lag unverändert bei 0,7.

Schlussfolgerung

Die PDT mit Verteporfin stellt ein vielversprechendes Verfahren in der Behandlung vasoprolife-

rativer Netzhauttumoren dar. Die bisher publizierten Fälle und unsere eigenen Erfahrungen zeigen eine gute Wirksamkeit der Therapie meist schon nach einmaliger Anwendung mit einem sehr günstigen Nebenwirkungsprofil im Vergleich zu anderen Therapieformen. Die Langzeitergebnisse und Grenzen der PDT bei vasoproliferativen Netzhauttumoren müssen jedoch noch in größeren Studien analysiert und bestimmt werden.

Literatur

1. Anastassiou G, Bornfeld N, Schueler AO et al. (2006) Ruthenium-106 plaque brachytherapy for symptomatic vasoproliferative tumours of the retina. Br J Ophthalmol 90: 447–450

2. Barbezetto IA, Smith RT (2003) Vasoproliferative tumor of the retima treated with PDT. Retina 23: 565–567

3. Blasi MA, Scupola A, Tiberti AC et al. (2006) Photodynamic therapy for vasoproliferative retinal tumors. Retina 26: 404–409

4. Damato B (2006) Vasoproliferative retinal tumour. Br J Ophthalmol 90: 399–400

5. Damato B, Elizalde J, Heimann H (2007) Vasoproliferative retinal tumor. In: Joussen AM, Gardner TW, Kirchhof B, Ryan SJ (eds) Retinal vascular disease. Springer, Berlin, Heidelberg, New York, pp 766–770

6. Heimann H, Bornfeld N, Vij O et al. (2000) Vasoproliferative tumours of the retina. Br J Ophthalmol 84: 1162–1169

7. Kenawy N, Groenwald C, Damato B (2007) Treatment of a vasoproliferative tumour with intravitreal bevacizumab (Avastin). Eye 21: 893–894

8. Mccabe CM, Mieler WF (1996) Six-year follow-up of an idiopathic retinal vasoproliferative tumor. Arch Ophthalmol 114: 617

9. Osman Sa, Aylin Y, Arikan G et al. (2007) Photodynamic treatment of a secondary vasoproliferative tumour associated with sector retinitis pigmentosa and Usher syndrome type I. Clin Experiment Ophthalmol 35: 191–193

10. Rodriguez-Coleman H, Spaide Rf, Yannuzzi La (2002) Treatment of angiomatous lesions of the retina with photodynamic therapy. Retina 22: 228–232

11. Saldanha Mj, Edrich C (2008) Treatment of vasoproliferative tumors with photodynamic therapy. Ophthalmic Surg Lasers Imaging 39: 143–145

12. Shields Cl, Shields Ja, Barrett J et al. (1995) Vasoproliferative tumors of the ocular fundus. Classification and clinical manifestations in 103 patients. Arch Ophthalmol 113: 615–623

13. Wachtlin J, Heimann H, Jandeck C et al. (2002) Bilateral vasoproliferative retinal tumors with identical localization in a pair of monozygotic twins. Arch Ophthalmol 120: 860–862

Photodynamische Therapie bei Aderhautmelanom

B. Damato, H. Heimann

Einleitung

Obwohl die photodynamische Therapie schon vor über 20 Jahren in der ophthalmologischen Tumorbehandlung eingesetzt wurde und eine Wirksamkeit dieser Therapieform beim malignen Aderhautmelanom sowohl in vivo als auch in vitro dokumentiert werden konnte, spielt sie im Behandlungskonzept dieser Erkrankung bisher keine Rolle. Durch neue Erkenntnisse in der Melanombehandlung, insbesondere durch eine verbesserte Abschätzung des individuellen Metastasierungsrisikos mittels Tumorbiopsie und genetischer Diagnostik, könnte sich das Behandlungskonzept jedoch in naher Zukunft ändern und möglicherweise auch die photodynamische Therapie, z. B. bei zentralen und relativ flachen Tumoren mit Disomie 3, als initiale Therapieform oder in einer Kombinationstherapie beinhalten.

Diagnose, Inzidenz und Therapie des malignen Aderhautmelanoms

Das Aderhautmelanom ist der häufigste primär intraokulare maligne Tumor; die jährliche Inzidenz wird in europäischen Ländern mit 0,8 pro 100.000 Einwohnern angegeben [1]. Als wichtigste Differentialdiagnosen gelten Aderhautnävi, altersbedingte disziforme Fundusveränderungen, Aderhauthämangiome, Aderhautmetastasen und pigmentierte Veränderungen des retinalen Pigmentepithels. Die Diagnose erfolgt in der Regel durch eine Kombination von indirekter Ophthalmoskopie und Ultraschallechographie, seltener durch zusätzliche bildgebende Verfahren. Gerade bei relativ flachen Tumoren des hinteren Augenpols, deren Behandlung oft mit erheblichen Funktionseinbußen verbunden ist, ist die Unterscheidung zwischen Aderhautnävus und Aderhautmelanom mit den bisherigen Diagnosekriterien nicht sicher möglich [2]. Dieses führt in der Praxis oft zu Schwierigkeiten in der Behandlungsempfehlung – einerseits möchte man möglicherweise gutartige Tumoren nicht mit einer deutlich visusmindernden Therapie behandeln, andererseits fürchtet man ein erhöhtes Metastasierungspotential, sollten maligne Tumoren initial nur beobachtet und nicht behandelt werden.

Die wesentlichen Ziele der Behandlung des malignen Aderhautmelanoms sind die Verhinderung und Begrenzung einer potentiellen Tumormetastasierung sowie der Organerhalt bei möglichst guter Funktion. Das 10-Jahres-Risiko für die Entwicklung einer Tumormetastatsierung liegt bei 18% [3]. Als Meilenstein in der Behandlung der Patienten mit malignem Aderhautmelanom kann die Arbeit von Prescher et al. aus dem Jahr 1996 gelten [4]. In dieser Arbeit konnte gezeigt werden, dass Aderhautmelanome in zwei Gruppen unterteilt werden können: Aderhautmelanome mit einer Monosomie 3, die in einem hohen Prozentsatz mit einer Metastasierung einhergehen und Aderhautmelanome mit einer Disomie 3, die mit einer deutlich besseren Prognose verbunden sind [4].

Neuere Daten lassen vermuten, dass die Metastasierung dieser Tumoren mit Monosomie 3 bereits zu einem sehr frühen Zeitpunkt der Tumorentwicklung erfolgt – möglicherweise bereits in den Stadien, in denen klinisch keine Unterscheidung zwischen einem Aderhautnävus und einem Aderhautmelanom möglich ist [5]. Es ist denkbar, dass bei diesen Patienten bereits bei Diagnosestellung Mikrometastasen vorliegen [5]. Ob eine erfolgreiche okuläre Therapie bei diesen Tumoren das Ausmaß der Metastasierung positiv beeinflussen kann, ist bisher nicht geklärt. Im Gegensatz dazu ist das Ziel der okulären Behandlung von Melanomen mit Disomie 3, einen möglichst guten Funktionserhalt zu erzielen [6]. Bei dem relativ geringen Metastasierungpotential dieser Tumoren erscheint der Einfluss der okulären Behandlung auf die allgemeine Prognose des Patienten nur von geringer Bedeutung zu sein.

Eine Unterscheidung zwischen Aderhautmelanomen mit Monosomie oder Disomie 3 auf der Basis klinischer Merkmale ist bisher nicht möglich. Allerdings verbessern sich sowohl die Methoden der genetischen Analyse (Fluoreszenz-in-situ-Hybridisierung (FISH) und »Multiplex Ligation-dependent Probe Amplification« (MLPA)), als auch der transretinalen und transskleralen Biopsietechniken kontinuierlich [7]. Als weitere Hilfsmittel wurden neuronale Netzwerke entwickelt, in denen eine Vielzahl unterschiedlicher Prognoseparameter berücksichtigt werden und die bei der individuellen Beratung und Therapieplanung Hilfestellung leisten können [8].

In der Mehrzahl der behandelnden Zentren werden maligne Aderhautmelanome in erster Linie mit einer Strahlentherapie (Brachytherapie mit Applika-

toren bzw. Teletherapie mit Protonen oder stereotaktisch) therapiert [6]. In ausgewählten Fällen werden primäre oder sekundäre chirurgische Tumorexzisionen, entweder transskleral oder transretinal, durchgeführt. Die alleinige Laserbehandlung der Tumoren in Form einer transpupillären Thermotherapie ist mit einer hohen Rezidivrate verbunden und wird daher vorwiegend in Verbindung mit einer Brachytherapie durchgeführt [6]. Alle aufgeführten Methoden sind mit einem relativ hohen Risiko signifikanter Komplikationen, die in vielen Fällen in einer deutlichen Visusminderung resultieren, verbunden. Auf dieser Basis haben mehrere Arbeitsgruppen ein Interesse an der Photodynamischen Therapie, insbesondere bei relativ flachen Tumoren am hinteren Pol ± Disomie 3, entwickelt [9–12].

Photodynamische Therapie bei Aderhautmelanom

Das Prinzip der photodynamischen Therapie wird schon relativ lange in der Tumortherapie eingesetzt. Erste Studien zu dieser Therapiestrategie beim malignen Aderhautmelanom wurden bereits vor mehr als 20 Jahren publiziert [13, 14]. Die anfänglich verwendeten Hämatoporphyrin-Photosensitzer wurden jedoch aufgrund des ungünstigen Nebenwirkungsprofils wieder verlassen [9]. Nach der Einführung der photodynamischen Therapie mit Verteporfin (PDT) zur AMD-Therapie zeigten erste Untersuchungen an enukleierten Augen bei Aderhautmelanom, in denen die nicht betroffenen Fundusareale mit einer PDT behandelt wurden, einen signifikanten Therapieeffekt auch in den tieferen Aderhautschichten [15]. Bei humanen, nicht pigmentierten Aderhautmelanomen, die vor geplanter Enukleation experimentell mit einer PDT behandelt wurden, konnten Gefäßokklusionen und -thrombosen bis zu einer Eindringtiefe von 2,5 mm histologisch dokumentiert werden [12]. In tierexperimentellen Studien zeigte sich eine guter Therapieeffekt auch bei pigmentierten Aderhautmelanomen [16, 17]. In ersten klinischen Falldarstellungen, zunächst bei Tumorrezidiven [9], schließlich als Primärtherapie [10, 11], wurde in Einzelfällen eine Wirksamkeit der PDT beim malignen Aderhautmelanom dokumentiert.

Fallbeispiele

Fall 1

Eine 67-jährige Patientin wurde mit einem symptomatischen Tumor der linken Makula im Juli 2007 an die Abteilung für Okuläre Onkologie des Liverpool University Hospitals überwiesen. Die Untersuchung zeigte einen pigmentierten makulären Tumor mit »Orange Pigment« und einer Tumorprominenz von 1,4 mm, der Visus lag bei 0,7

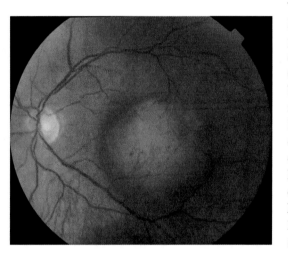

Abb. 6.1. Makuläres, histologisch gesicherter Aderhautmelanom einer 67-jährigen Patientin mit »Orange Pigment« vor PDT

(■ Abb. 6.1). Eine transretinale 25-Gauge-Biopsie bestätigte die klinische Diagnose eines malignen Aderhautmelanoms. Die Therapie erfolgte mit zweimaliger PDT (Standardparameter der AMD-Therapie) mit einer Spotgröße von 7500 µm in 6-wöchigem Abstand. Acht Monate nach Therapieeinleitung konnte eine vollständige Tumorregression bei einem Visus von 0,3 beobachtet werden (■ Abb. 6.2).

Fall 2

Ein 49-jähriger Patient wurde mit einem symptomatischen parapapillären Aderhauttumor mit einer Prominenz von 2,4 mm bei einem Visus von 0,7 überwiesen (■ Abb. 6.3). Eine 25-Gauge-Biopsie bestätigte die Diagnose eines malignen Aderhautmelanoms, die Zytogenetik ergab eine Disomie 3. Es wurden insgesamt 3 PDT (Standard-Parameter der AMD-Therapie) in 6-wöchigen Abständen durchgeführt. Vier Monate nach Therapiebeginn lag der Visus unverändert bei 0,7. Obwohl eine deutliche Regression des Haupttumoranteils zu erkennen war, ergab der Photovergleich eine laterale Extension im Bereich des nasalen Tumorrandes (■ Abb. 6.4). Aus diesem Grund wurde eine Proto-

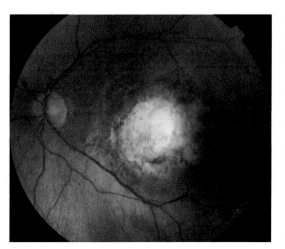

Abb. 6.2. Vollständige Tumorregression und resultierende Aderhautatrophie 8 Monate nach PDT

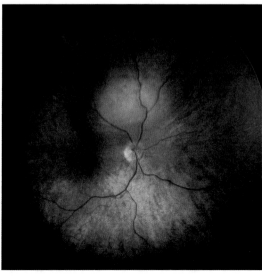

Abb. 6.3. Parapapilläres, histologisch gesichertes Aderhautmelanom eines 49-jährigen Patienten vor PDT

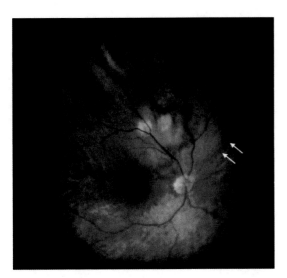

■ **Abb. 6.4.** Der Hauptanteil des Tumors zeigt 4 Monate nach PDT deutliche Regressionszeichen. In den Randbereichen (*Pfeile*) kann jedoch eine laterale Extension beobachtet werden

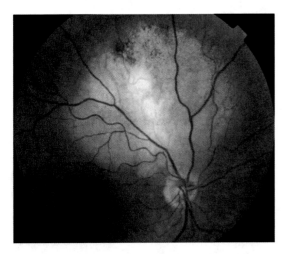

■ **Abb. 6.5.** Vollständige Tumorregression nach zusätzlicher Protonentherapie

nentherapie eingeleitet. Ein Jahr nach Erstvorstellung liegt der Visus noch bei 0,6, es zeigt sich eine vollständige Tumorregression (■ Abb. 6.5).

Schlussfolgerung

Unsere ersten Erfahrungen mit der PDT mit Verteporfin bei malignem Aderhautmelanom zeigen, dass diese Therapieform eine Tumorregression in-

duzieren kann, selbst wenn der Tumor von einer Schicht hyperpigmentiertem retinalen Pigmentepithels überdeckt wird. Möglicherweise kann mit der PDT bei zentralen Tumoren eine erfolgreiche Tumorregression und, im Vergleich zur Strahlentherapie, ein besserer Funktionserhalt erzielt werden. Allerdings scheint die PDT im Hinblick auf eine repoduzierbare und effektive Zerstörung der Tumorzellen nicht mit der Strahlentherapie vergleichbar zu sein. Bei Erwägung dieser Therapieform sollten daher die Risiken eines Tumorrezidivs oder einer Tumormetastasierung bedacht werden.

Eventuell wird in der Zukunft eine initiale Tumorbiopsie mit genetischer Diagnostik zur Abschätzung des Metastasierungrisikos des Tumors von zentraler Bedeutung bei der Auswahl des Therapieverfahrens sein – so könnte eine PDT in Erwägung gezogen werden, wenn die genetische Diagnostik eine Disomie 3 ergibt. Allerdings muss betont werden, dass Metastasierungen auch bei Tumoren mit Disomie 3 zu beobachten sind. Darüber hinaus ist bisher nicht geklärt, ob sich eine Monosomie 3 sich möglicherweise erst in einem fortgeschrittenen Tumorstadium entwickelt. Weitere Studien zur Bestimmung einer möglichen Rolle der PDT in der Therapie des malignen Aderhautmelamoms sind daher erforderlich.

Literatur

1. Saari JM, Kivela T, Summanen P, Nummelin K, Saari KM (2006) Digital imaging in differential diagnosis of small choroidal melanoma. Graefes Arch Clin Exp Ophthalmol 244: 1581–1590
2. Augsburger JJ, Correa ZM, Trichopoulos N, Shaikh A (2008) Size overlap between benign melanocytic choroidal nevi and choroidal malignant melanomas. Invest Ophthalmol Vis Sci 49: 2823–2828
3. The COMS randomized trial of iodine 125 brachytherapy for choroidal melanoma V (2006) Twelve-year mortality rates and prognostic factors: COMS report No. 28. Arch Ophthalmol 124: 1684–1693
4. Prescher G, Bornfeld N, Hirche H, Horsthemke B, Jockel KH, Becher R (1996) Prognostic implications of monosomy 3 in uveal melanoma. Lancet 347: 1222–1225
5. Eskelin S, Pyrhonen S, Summanen P, Hahka-Kemppinen M, Kivela T (2000) Tumor doubling times in metastatic malignant melanoma of the uvea: tumor progression before and after treatment, Ophthalmology 107: 1443–1449

6. Damato B (2004) Developments in the management of uveal melanoma. Clin Experiment Ophthalmol 32: 639–647

7. Damato B, Duke C, Coupland SE, Hiscott P, Smith PA, Campbell I, Douglas A, Howard P (2007) Cytogenetics of uveal melanoma: a 7-year clinical experience. Ophthalmology 114: 1925–1931

8. Damato B, Eleuteri A, Fisher AC, Coupland SE, Taktak AF (2008) Artificial neural networks estimating survival probability after treatment of choroidal melanoma. Ophthalmology [Epub ahead of print]

9. Barbazetto IA, Lee TC, Rollins IS, Chang S, Abramson DH (2003) Treatment of choroidal melanoma using photodynamic therapy. Am J Ophthalmol 135: 898–899

10. Donaldson MJ, Lim L, Harper CA, Mackenzie J, Campbell WG (2005) Primary treatment of choroidal amelanotic melanoma with photodynamic therapy. Clin Experiment Ophthalmol 33: 548–549

11. Soucek P, Cihelkova I (2006) Photodynamic therapy with verteporfin in subfoveal amelanotic choroidal melanoma (A controlled case). Neuro Endocrinol Lett 27: 145–148

12. Wachtlin J, Bechrakis NE, Foerster MH (2005) Photodynamic therapy with verteporfin for uveal melanoma. Ophthalmologe 102: 241–246

13. Bruce RA Jr (1984) Evaluation of hematoporphyrin photoradiation therapy to treat choroidal melanomas. Lasers Surg Med 4: 59–64

14. Tse DT, Dutton JJ, Weingeist TA, Hermsen VM, Kersten RC (1984) Hematoporphyrin photoradiation therapy for intraocular and orbital malignant melanoma. Arch Ophthalmol 102: 833–838

15. Schlotzer-Schrehardt U, Viestenz A, Naumann GO, Laqua H, Michels S, Schmidt-Erfurth U (2002) Dose-related structural effects of photodynamic therapy on choroidal and retinal structures of human eyes. Graefes Arch Clin Exp Ophthalmol 240: 748–757

16. Gonzalez VH, Hu LK, Theodossiadis PG, Flotte TJ, Gragoudas ES, Young LH (1995) Photodynamic therapy of pigmented choroidal melanomas. Invest Ophthalmol Vis Sci 36: 871–878

17. Kim RY, Hu LK, Foster BS, Gragoudas ES, Young LH (1996) Photodynamic therapy of pigmented choroidal melanomas of greater than 3-mm thickness. Ophthalmology 103: 2029–2036

Therapie der idiopatischen Chorioretinopathia centralis serosa mit der photodynamischen Therapie

C.H. Meyer, S. Mennel

Einleitung

Die idiopatische Chorioretinopathia centralis serosa (ICCS) ist charakterisiert durch eine Akkumulation von subretinaler Flüssigkeit am hinteren Pol, wodurch es zu einer umschriebenen serösen Abhebung der neurosensorischen Netzhaut kommt. Typischerweise befällt die ICCS Patienten zwischen dem 30. und 60. Lebensjahr wobei der Altersgipfel um das 40. Lebensjahr liegt. Die Inzidenz bei Männern (9,9/100.000) ist um das 6-fache höher gegenüber Frauen (1,7/100.00). Die Sehschärfe ist häufig nur mäßig eingeschränkt und kann durch Gabe einer leichten hyperopen Korrektion kompensiert werden. Wenn die Abhebung den zentralen Bereich der Makula nicht beeinträchtigt, bleiben die Patienten gewöhnlich asymptomatisch. Breitet sich die Abhebung jedoch in den zentralen Bereichen der Makula aus, entwickeln die Patienten typischerweise Metamorphopsien, ein zentrales Skotom und Mikropsien [1-8]. Bei der akuten ICCS kommt es spontan zu einer Reduktion der serösen Flüssigkeit unter der Netzhaut. In diesen Fällen ist die Erkran-

kung selbstlimitierend, die subretinale Flüssigkeit resorbiert sich innerhalb einiger Monate und die Sehkraft normalisiert sich wieder. Funduskopisch erkennt man kleine Pigmentierungen.

Bei der chronischen ICCS kommt es häufig zu einer permanenten Schädigung der Makula, hervorgerufen durch persistierende subretinale Flüssigkeit, zystoide Makuladegeneration oder Dekompensation des retinalen Pigmentepithels (RPE). In diesen Fällen haben die Patienten einen progressiven Sehverlust. Untersuchungen zu den Langzeiteffekten einer chronischen ICCS zeigten, dass nach einem Zeitintervall von 50 Monaten bei 67% der Patienten Metamorphopsien persistieren, Farbsehstörungen bei 48% vorlagen und eine ICCS im Partnerauge bei 54% beobachtet wurde.

Pathogenetischer Mechanismus

Der Pathomechanismus der ICCS ist nach wie vor unklar und wird kontrovers diskutiert. Man nimmt an, dass die Pathogenese der ICCS eine Störung der hinteren Blut-Retina-Barriere ist, bei der eine choroidale vaskuläre Hyperpermeabilität mit oder ohne Assoziation einer aktiven Pigmentepithellleckage (s. Übersicht) oder multipler okkult-seröser Pigmentepithelabhebung vorliegt. Ort der primären Schädigung können Choriokapillaris, Bruch'sche Membran oder das RPE sein. Es gibt mehrere Hinweise darauf, dass die Erkrankung in den Gefäßen der Choriokapillaris beginnt. In der Indocyaningrün(ICG)-Angiographie sieht man häufig eine Leckage in der Choriokapillaris mit Arealen von Hyperfluoreszenz. Andere Hypothesen postulieren, dass die Pathogenese ihren Ausgang am retinalen Pigmentepithel hat und es zu einer Umkehr des Wasserstroms im RPE kommt. Andere nehmen an, dass die seröse Netzhautabhebung durch Schädigung des RPE kommt, wogegen die Blut-Retina-Schranke primär intakt bleibt.

> **Es werden drei Hypothesen postuliert**
> - eine Hyperpermeabilität der choroidalen Zirkulation um eine aktive RPE-Leckage,
> - fokale und multiple Areale einer choroidalen Hyperpermeabilität ohne RPE-Aktivität und
> - multiple okkultseröse Pigmentepithelabhebungen.

Therapieoptionen

Der Heilungsmechanismus, wodurch bei der Photodynamischen Therapie (PDT) die fokale RPE-Leckage bei einer ICCS gestoppt wird, ist bisher unbekannt. Eine Thrombose der inneren Schichten der physiologischen Choriokapillaris könnte zur Reduzierung des Blutflusses in diesem Areal beitragen, wodurch die pathologisch erhöhte Permeabilität der Choriokapillaris gestoppt wird. Man nimmt an, dass die Behandlung das Resultat einer Verengung der Gefäße der Choriokapillaris und somit Reduzierung der Leckage ist, wodurch es zu einer Reduktion der choroidalen Exsudation und vaskulären Veränderungen kommt [9].

Eine PDT mit einer Standarddosierung an Verteporfin (6 mg/m^2) zeigte gute Ergebnisse. Yannuzzi et al. beschrieben die Therapie der chronischen und rezidivierenden ICCS basierend auf einer ICG-Angiographie bei 20 Augen [10]. Die PDT erreichte eine komplette Resorption der subretinalen Flüssigkeit bei 12 Augen und Reduktion der serösen Flüssigkeit bei den übrigen 8 Augen. Der Visus verbesserte sich um durchschnittlich eine halbe Zeile bei 6 Augen, während er bei 14 Augen während einer Nachbeobachtungszeit von 6,8 Monaten unverändert blieb. Der Behandlungsspot war auf die choroidale Hyperpermeabilität der ICG-Angiographie gerichtet. Cardillo et al. führten eine ICG-assoziierte PDT bei 16 Patienten mit chronischer ICCS und Makulaabhebung durch [11]. Eine Minderperfusion der Choriokapillaris konnte in der ICG-Angiographie mehrere Monate nach der PDT-Applikation erkannt werden. Der Visus verbesserte sich von 1 bis 4 Zeilen bei 11 von 16 Patienten und blieb unverändert bei 5 Patienten. Die subretinale Flüssigkeit resorbierte sich bei 13 Fällen (81%) und reduzierte sich nur partiell bei 3 Patienten. Eine erfolgreiche Behandlung ohne persistierende Leckage in der Angiographie wurde von Chan et al. bei 6 Patienten gezeigt [12]. Die Klinik zeigte ebenfalls in der Fluoreszenz-Angiographie positive Ergebnisse.

Ober et al. zeigten in ihren Ergebnissen eine PDT die fokalen RPE-Leckagen [13]. 9 Augen von 9 Patienten mit symptomatischer chronischer ICCS wurden mit der PDT behandelt. Die Lokalisation der Lichtapplikation war auf die fokalen RPE-Leckagen gerichtet. Die Abhebung der neurosensorischen Netzhaut und die Leckage in der Fluoreszenz-Angiographie verschwanden bei allen Patienten innerhalb eines Monats. 6 Monate nach der Behandlung besserte sich der Visus von durchschnittlich 0,25 auf 0,5. Bei keinem Patienten wurde eine Visusverschlechterung oder Komplikationen durch die Behandlung festgestellt.

In früheren Studien konnte gezeigt werden, dass es bei maximaler Konzentration an Verteporfin zu einer Minderperfusion der Choriokapillaris kommen kann [14-25a]. Bei normaler Dosierung erkennt man bei rund einem Drittel der behandelten Augen sekundäre RPE-Veränderungen im behandelten Bereich, so dass diese durch hypoxische Schäden der Choriokapillaris induziert werden können. Insbesondere eine große Laserspotgröße ist mit schlechteren funktionellen Ergebnissen assoziiert. Yannuzzi et al. zeigten, dass es bei einem Zielstrahl von über 6000 µm nur bei 16,7% zu einem Visusanstieg kommt, wogegen verglichen mit 57,1% bei kleineren Laserspotgrößen [10]. Heute wird allgemein eine maximale Größe von 4500 μm empfohlen. Sofern größere Areale bestrahlt werden sollen, bietet sich die sog. »Paint-brush«-Technik an. Hierbei wird eine etwas kleinere Spotgröße gewählt und der Laserstrahl während der 83 Sekunden über der gesamten Läsion hin und her bewegt. Durch diese Technik erhält die zentrale Läsion ihre volle Dosis. Randbereiche, die aber auch mit behandelt werden sollen, werden durch das Hin- und Herschwenken des Lasers ebenfalls mit reduzierter Exposition behandelt. In früheren experimentellen Arbeiten konnten wir zeigen, dass auch die RPE-Zellen eine Vielzahl an LDL-Rezeptoren besitzen, welche als Bindungsstellen für Benzoporphyrinderivate (BPD) dienen und vermutlich nach Beleuchtung zu RPE-Schäden führen [25b]. Darüber hinaus konnte in Zellkulturen nachgewiesen werden, dass nicht durch den Laser oder das Verteporfin allein, sondern nur in der Kombination aus beiden es zu signifikanten RPE-Schäden und Störungen der Blut-Retina-Schranke kommt, welche möglicherweise für RPE-Choriokapillaris-Schäden verantwortlich sind [26]. Es ist bekannt, dass die maximale Konzentration an Verteporfin 10 Minuten nach der Infusion in der Choroidea zu finden ist, wogegen die Konzentration in der äußeren Netzhaut und dem RPE gering ist [27].

Eine Verkürzung der Infusionszeit von 10 auf 8 Minuten und eine anschließende Bestrahlung 13 Minuten nach Beginn der Infusion könnte daher eine Minderung von Schäden und benachbarten retinalen Strukturen herbeiführen. Auch eine Halbierung der Standard-Fluencerate von 600 mW/cm^2 bei 83 Sekunden (Lichtdosis 50 J/cm^2) auf eine reduzierte Fluencerate von 300 mW/cm^2 bei 83 Sekunden (Lichtdosis 25 J/cm^2) wurde bereits bei der so genannten »Minimal klassischen CNV-Studie« erfolgreich angewendet [28].

Die PDT mit halber Dosierung von Visudyne wurde auch durchgeführt. In diesen Fällen werden statt 6 mg/m^2 3 mg/m^2 an Verteporfin verwendet [29–30]. Die Verteporfin-Infusion wird über eine Zeit von 10 Minuten durchgeführt, gefolgt von einer Laserbehandlung 5 Minuten nach der Infusion. Eine Lichtdosis von 50 J/cm^2 für 83 sec wird in diesen Fällen angewendet. In 20 Fällen zeigte

Lai et al. eine mittlere Visusverbesserung von 0,5 auf 0,63 und eine Abnahme der zentralen Netzhautdicke von 276 μm auf 158 μm [31]. Chan et al. bestätigten die besseren Visusergebnisse bei einer auf 8 Minuten verkürzten Infusionszeit gegenüber der Standarddosierung bei 48 Patienten und berichteten nach durchschnittlich 8,2 Monaten über eine Visusverbesserung um 1,6 Zeilen und Stabilisierung des Visus bei über 95% ihrer Patienten [32]. Chan et al. behandelten von 63 Patienten mit akuter symptomatischer ICCS (< 3 Monate) 43 Augen durch eine PDT mit halber Dosis und 21 Augen mit einer Placebo-PDT [33]. Nach 12 Monaten war bei 39 Augen (94,9%) nach einer PDT und bei 11 Augen in der Placebo-Gruppe keine subretinale Flüssigkeit mehr zu erkennen. Der Visus verbesserte sich in der Verteporfin-Gruppe um 1,8 Zeilen und in der Kontroll-Gruppe um 0,6 Zeilen (p < 0,002 Mann-Whitney-U-Test). RPE-Veränderungen wurden keine beobachtet.

Bei einer PDT-Behandlung mit unterschiedlichen Konzentrationen von 10% über 20%, 30%, 60% auf die volle Standarddosis von 6 mg pro m^2 zeigte Professor Mingwei aus China, dass bis zu einer Reduktion auf 30% der normalen Visudyne Wirkstoffdosis noch eine suffiziente Wirkung erreicht werden kann, darunter nicht mehr (persönliche Mitteilungen, PD Heimann, Liverpool). Häufig sind Grundlagenkenntnisse zum genauen Wirkungsmechanismus der PDT wenig bekannt, so dass man bei der Modifikation des Standardprotokolls vorsichtig sein sollte. Insbesondere sollten nicht mehrere Parameter gleichzeitig verändert werden. Am sinnvollsten erscheint die Reduzierung der Dosis von 6 auf 3 mg pro m^2 Körperoberfläche.

Alternative Behandlungen

Eine alternative Behandlung zur PDT ist die Gabe von Acetazolamid [34]. Eine Behandlung von 15 Patienten mit Acetazolamid und 7 Kontrollaugen ohne Acetazolamid zeigten eine schnellere Auflösung der subretinalen Flüssigkeit und eine kürzere Beeinträchtigung der Visussymptome. Jedoch konnte der endgültige Visus durch die Therapie nach 1–2 Jahren nicht beeinflusst werden. Die Behandlung mit intravitreal appliziertem Triamcino-

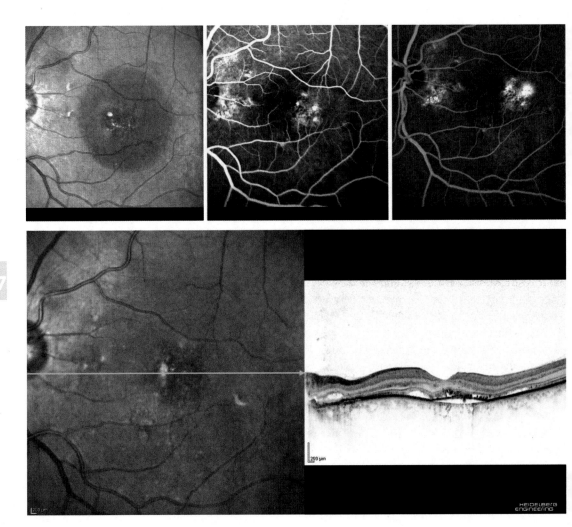

◨ Abb. 7.1. Rezidiv einer idiopatischen Chorioretinopathia centralis serosa (ICCS). Im Ausgangsbefund erkennt man die Ansammlung subretinaler Flüssigkeit als rundes dunkles Areal. In der Angiographie erkennt man die aktiven Quellpunkte temporal der Fovea. In der Spectralis-OCT erkennt man die deutliche seröse Abhebung der Neuroretina

lon ist umstritten, da gerade Steroide die ICCS begünstigen können [35, 36]. Die Laserphotokoagulation hat bei extrafovealer Lage eine weite Verbreitung, wird jedoch kontrovers diskutiert, da hierdurch auch die Bildung einer Choroidalen Neovascularisation (CNV) induziert werden kann [37–39]. Die Behandlung mit transpupillärer Thermotherapie (TTT) zeigte ebenfalls keinen durchschlagenden Erfolg und war von einer Reihe Komplikationen begleitet [40–45]. Bei der selektiven Laserbehandlung wird das RPE selektiv mit repetitiven Laserpulsen im Mikrosekundenbereich behandelt, wodurch die »Pumpfunktion« des RPE

verbessert wird, ohne dass die darüberliegende neurosensorische Netzhaut zerstört wird oder laserbedingte Gesichtsfeldausfälle entstehen. Die Laserläsionen sind ophthalmoskopisch nicht sichtbar, können aber postoperativ über die Autofluoreszenz im Heidelberg Retina Angiographen (HRA) visualisiert werden [38-41].

Studienvergleiche

Die größte Limitation in den meisten Studien ist das Fehlen einer Kontrollgruppe, bei denen die

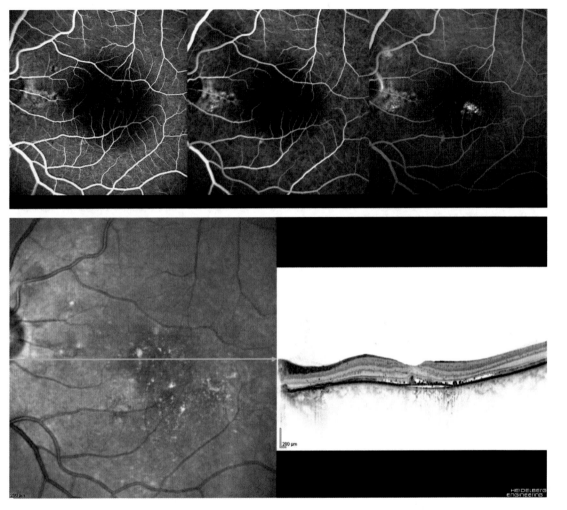

◨ Abb. 7.2. Einen Monat nach Photodynamischer Therapie (PDT). Angiographisch ist keine Leckage zu erkennen. Im Spectralis-OCT hat sich die subretinale Flüssigkeit deutlich reduziert.

volle oder halbe Dosis Verteporfin appliziert oder eine reine Kontrollgruppe untersucht wurde. Weitere Limitationen liegen in der meist geringen Anzahl an behandelten Patienten, sowie kurzen Nachbeobachtungszeiten, weshalb weitere Studien erforderlich sind.

Schlussfolgerung

Die Behandlung der ICCS ist kontrovers. Während eine akute ICCS meist ohne größere Folgen abheilt, sollte bei einer chronischen oder rezidivierenden

ICCS eine therapeutische Intervention in Betracht gezogen werden. Da es für die ICCS keine gültige zugelassene Therapie gibt, wurden eine Reihe von Therapieoptionen evaluiert. In der Literatur sind am häufigsten wissenschaftliche Arbeiten zur Behandlung der ICCS mit einer PDT zu finden. Anfänglich übernahm man die standardisierten PDT-Parameter der altersabhängigen Makuladegeneration (AMD) und verwendete oft große Spotgrößen über 4500 µm. Parameter mit großem Laserspot und voller Dosis sind aber oft mit RPE-Alterationen und schlechteren funktionellen Visusergebnissen assoziiert. Da die ICCS aber keine Neovaskularisationen besitzt, hat sich gezeigt, dass die gleichen anatomischen Ziele (reduzierte Leckage) bereits bei deutlich reduzierten Behandlungsparametern erzielt werden können. In jüngeren Arbeiten konnte durch kleinere oder multiple Spots sowie einer Halbierung der Infusionsdosis die Belastung, bei gleichen therapeutischen Effekten, drastisch reduziert und erheblich bessere funktionelle Ergebnisse für die Patienten erreicht werden.

Möglichkeiten zur Reduktion der PDT	
Reduzierte Dosis	3 mg vs. 6 mg
Reduzierte Fluence	600 vs.300 mW/cm^2
Reduzierte Lichtdosis	50 vs. 25 J/cm^2
Kürzere Infusionszeit	10 vs. 8 min
Kleinere Spotgröße	< 4500 µm
Multiple kleine Spots vs. Paint-brush-Technik	

Literatur

1. Piccolino FC, Borgia L (1994) Central serous chorioretinopathy and indocyanine green angiography. Retina 14: 231–242
2. Guyer DR, Yannuzzi LA, Slakter JS, Sorenson JA, Ho A, Orlock D (1994) Digital indocyanine green videoangiography of central serous chorioretinopathy. Arch Ophthalmol 112: 1057–1062
3. Spaide RF, Hall L, Haas A, Campeas L, Yannuzzi LA, Fisher YL, Guyer DR, Slakter JS, Sorenson JA, Orlock DA (1996) Indocyanine green videoangiography of older patients with central serous chorioretinopathy. Retina 16: 203–213
4. Baran NV, Gürlü VP, Esgin H (2005) Long-term macular function in eyes with central serous chorioretinopathy. Clin Experiment Ophthalmol 33: 369–372
5. Kanyange ML, De Laey JJ (2002) Long-term follow-up of central serous chorioretinopathy (CSCR). Bull Soc Belge Ophtalmol 284: 39–44
6. Otsuka S, Ohba N, Nakao K (2002) A long-term follow-up study of severe variant of central serous chorioretinopathy. Retina 22: 25–32
7. Jumper JM (2003) Central serous chorioretinopathy. Br J Ophthalmol 87: 663
8. Kitzmann AS, Pulido JS, Diehl NN, Hodge DO, Burke JP (2008) The incidence of central serous chorioretinopathy in Olmsted County, Minnesota, 1980-2002. Ophthalmology 115: 169–173
9. Mennel S, Barbazetto I, Meyer CH, Peter S, Stur M (2007) Ocular photodynamic therapy--standard applications and new indications. Part 2. Review of the literature and personal experience. Ophthalmologica 221: 282–291
10. Yannuzzi LA, Slakter JS, Gross NE, Spaide RF, Costa DL, Huang SJ, Klancnik JM Jr, Aizman A (2003) Indocyanine green angiographyguided photodynamic therapy for treatment of chronic central serous chorioretinopathy: a pilot study. Retina 23: 288–298
11. Cardillo Piccolino F, Eandi CM, Ventre L, Rigault de la Longrais RC, Grignolo FM (2003) Photodynamic therapy for chronic central serous chorioretinopathy. Retina 23: 752–763
12. Chan WM, Lam DS, Lai TY, Tam BS, Liu DT, Chan CK (2003) Choroidal vascular remodelling in central serous chorioretinopathy after indocyanine green guided photodynamic therapy with verteporfin: a novel treatment at the primary disease level. Br J Ophthalmol 87: 1453–1458
13. Ober MD, Yannuzzi LA, Do DV, Spaide RF, Bressler NM, Jampol LM, Angelilli A, Eandi CM, Lyon AT (2005) Photodynamic therapy for focal retinal pigment epithelial leaks secondary to central serous chorioretinopathy. Ophthalmology 112: 2088–2094
14. Canakis C, Livir-Rallatos C, Panayiotis Z, Livir-Rallatos G, Persidis E, Conway MD, Peyman GA (2003) Ocular photodynamic therapy for serous macular detachment in the diffuse retinal pigment epitheliopathy variant of idiopathic central serous chorioretinopathy. Am J Ophthalmol 136: 750–752
15. Taban M, Boyer DS, Thomas EL, Taban M (2004) Chronic central serous chorioretinopathy: photodynamic therapy. Am J Ophthalmol 137: 1073–1080
16. Colucciello M (2006) Choroidal neovascularization complicating photodynamic therapy for central serous retinopathy. Retina 26: 239–242
17. Maia HS, Turchetti R, Zajdenweber M, Brasil OF (2005) Photodynamic therapy with verteporfin for subfoveal choroidal neovascularization in central serous chorioretinopathy: case report. Arq Bras Oftalmol 68: 561–564
18. Azad RV, Rani A, Pal N, Chandra P, Sharma YR (2005) Current and future role of photodynamic therapy in chronic central serous chorioretinopathy. Am J Ophthalmol 139: 393–394
19. Valmaggia C, Niederberger H (2006) Photodynamic therapy in the treatment of chronic central serous chorioretinopathy. Klin Monatsbl Augenheilkd 223: 372–375
20. Shanmugam PM, Agarwal M (2004) Indocyanine green angiography-guided photodynamic therapy for treatment of chronic central serous chorioretinopathy: a pilot study. Retina 24: 988–989
21. Ergun E, Tittl M, Stur M (2004) Photodynamic therapy with verteporfin in subfoveal choroidal neovascularization secondary to central serous chorioretinopathy. Arch Ophthalmol 122: 37–41
22. Battaglia Parodi M, Da Pozzo A, Ravalico G (2003) Photodynamic therapy in chronic central serous chorioretinopathy. Retina 23: 235–237
23. Koh AHC (2006) Photodynamic therapy for focal RPE leaks. Ophthalmology 113: 2110e 1–3

24. Cardillo Piccolino F, Eandi CM, Ventre L, Rigaul de la Longrais RC, Grignolo FM (2003) Photodynamic therapy in chronic central serous chorioretinopathy. Retina 23: 752–763

25a. Shanmugam PM, Agarwal M (2004) Indocyanine green angiogrraphy-guided photodynamic therapy for treament of chronic central serous chorioretinopathy: a pilot study. Retina 24: 988–999

25b. Noske UM, Schmidt-Erfurth U, Meyer CH, Diddens H (1998) Lipid metabolism in retinal pigment epithelium. Possible significance of lipoprotein receptors. Ophthalmologe 95:814-819

26. Mennel S, Peter S, Meyer CH, Thumann G (2006) Effect of photodynamic therapy on the function of the outer blood-retinal barrier in an in vitro model. Graefes Arch Clin Exp Ophthalmol 244: 1015–1021

27. Haimovici R, Kramer M, Miller JW et al. (1997) Localization of lipoprotein-delivered benzoporphyrin derivative in the rabbit eye. Curr Eye Res 16: 83–90

28. Azab M, Boyer DS, Bressler NM et al. (2005) Visudyne in Minimally Classic Choroidal Neovascularization Study Group. Verteporfin therapy of subfoveal minimally classic choroidal neovascularization in age-related macular degeneration: 2-year results of a randomized clinical trial. Arch Ophthalmol 123: 448–457

29. Stewart JM (2006) Half dose verteporfin PDT for central serous chorioretinopathy. Br J Ophthalmol 90: 805-806

30. Williams MA, Mulholland C, Silvestri G (2008) Photodynamic therapy for central serous chorioretinopathy using a reduced dose of verteporfin. Can J Ophthalmol 43: 123

31. Lai TY, Chan WM, Li H, Lai RY, Liu DT, Lam DS (2006) Safety enhanced photodynamic therapy with half dose verteporfin for chronic central serous chorioretinopathy: a short term pilot study. Br J Ophthalmol 90: 869–874

32. Chan WM, Lai TYY, Lai RYK, Tang EWH, LUI DTL, Lam DSC (2008) Safety enhanced photodynamic therapy for chronic central serous chorioretinopathy. Retina 28: 85–93

33. Chan WM, Lai TY, Lai RY, Liu DT, Lam DS (2008) Half-dose verteporfin photodynamic therapy for acute central serous chorioretinopathy one-year results of a randomized controlled trial. Ophthalmology [Epub ahead of print]

34. Pikkel J, Beiran I, Ophir A, Miller B (2002) Acetazolamide for central serous retinopathy. Ophthalmology 109: 1723–1725

35. Jonas JB, Kamppeter BA (2005) Intravitreal triamcinolone acetonide and central serous chorioretinopathy. Br J Ophthalmol 89: 386–387

36. Bouzas EA, Karadimas P, Pournaras CJ (2002) Central serous chorioretinopathy and glucocorticoids. Surv Ophthalmol 47: 431–448

37. Ha TW, Ham DI, Kang SW (2002) Management of choroidal neovascularization following laser photocoagulation for central serous chorioretinopathy. Korean J Ophthalmol 16: 88–92

38. Karashima K, Fujioka S, Harino S (2002) Two cases of central serous chorioretinopathy treated with photocoagulation after bone marrow transplantation. Retina 22: 651–653

39. Hirami Y, Tsujikawa A, Gotoh N, Iwama D, Yoshimura N (2007) Alterations of retinal pigment epithelium in central serous chorioretinopathy treated by laser photocoagulation. Jpn J Ophthalmol 51: 477–478

40. Hussain N, Khanna R, Hussain A, Das T (2006) Transpupillary thermotherapy for chronic central serous chorioretinopathy. Graefes Arch Clin Exp Ophthalmol 244: 1045–1051

41. Costa RA (2007) Severe retinal thermal injury after indocyanine green-mediated photothrombosis for central serous chorioretinopathy. Am J Ophthalmol 144: 480–481

42. Ricci F, Missiroli F, Cerulli L (2004) Indocyanine green dye-enhanced micropulsed diode laser: a novel approach to subthreshold RPE treatment in a case of central serous chorioretinopathy. Eur J Ophthalmol 14: 74–82

43. Brinkmann R, Schüle G, Neumann J, Framme C, Pörksen E, Elsner H, Theisen-Kunde D, Roider J, Birngruber R (2006) Selective retina therapy: methods, technique, and online dosimetry. Ophthalmologe 103: 839–849

44. Klatt C, Elsner H, Pörksen E, Brinkmann R, Bunse A, Birngruber R, Roider J (2006) Selective retina therapy in central serous chorioretinopathy with detachment of the pigmentary epithelium. Ophthalmologe 103: 850–855

45. Elsner H, Pörksen E, Klatt C, Bunse A, Theisen-Kunde D, Brinkmann R, Birngruber R, Laqua H, Roider J (2006) Selective retina therapy in patients with central serous chorioretinopathy. Graefes Arch Clin Exp Ophthalmol 244: 1638–1645

Druck: Krips bv, Meppel, Niederlande
Verarbeitung: Stürtz, Würzburg, Deutschland

Printed in the United States
By Bookmasters